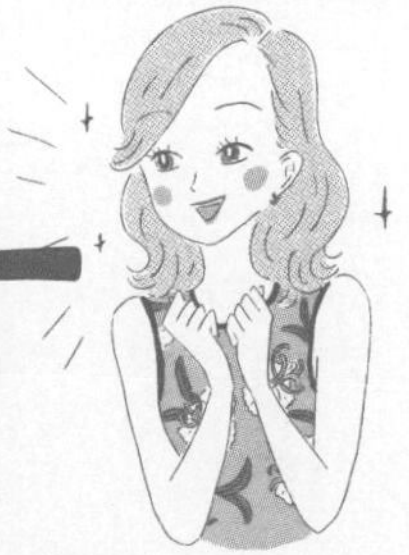

すごい美容医療

美容皮膚科医が教える
最新美肌術34

レジーナクリニック
総院長
木村真聡

幻冬舎

すごい美容医療

美容皮膚科医が教える最新美肌術34

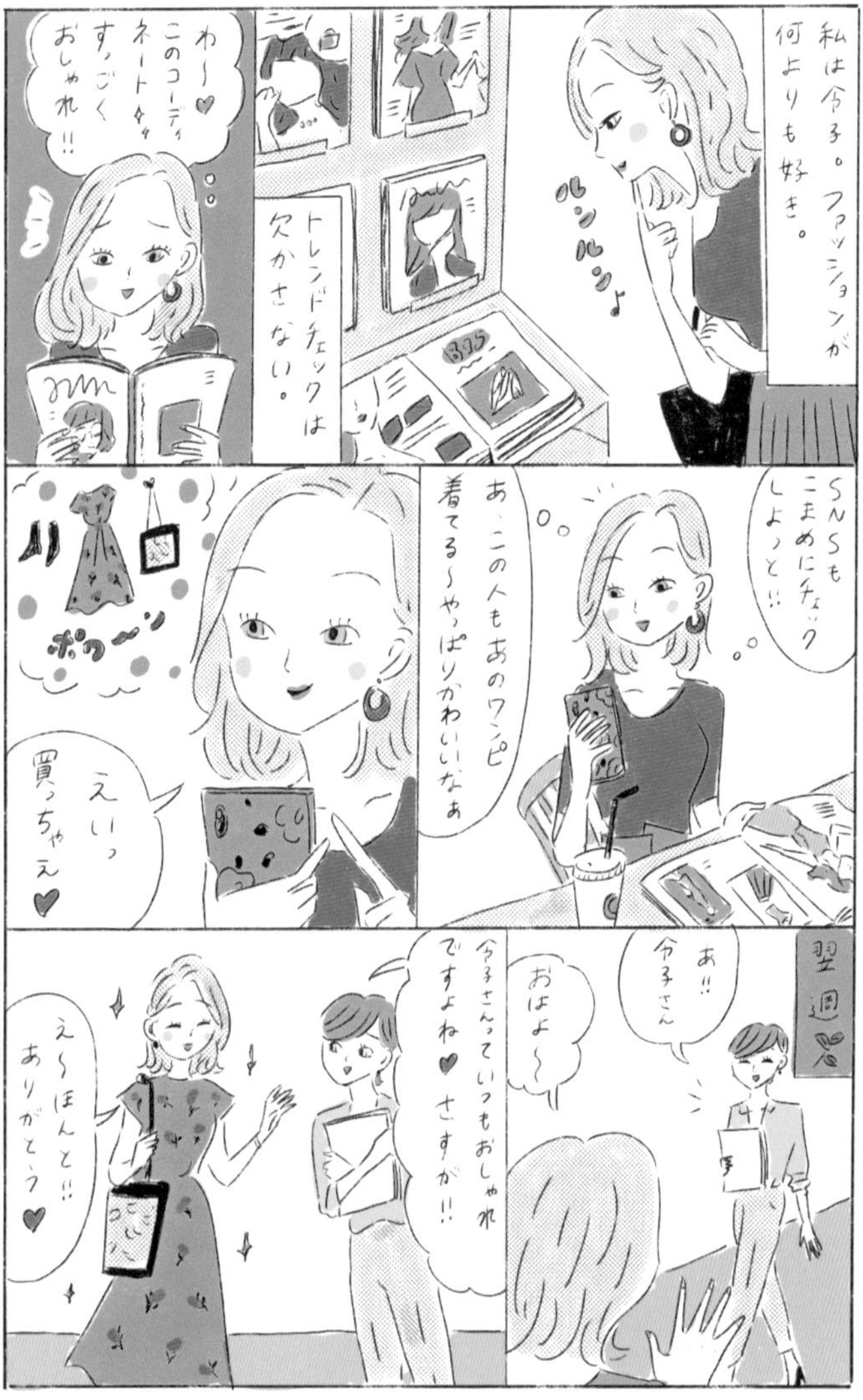

私は令子。ファッションが何よりも好き。
ルンルン♪
トレンドチェックは欠かさない。
わ〜♡ このコーディネート☆☆ すっごくおしゃれ!!
SNSもこまめにチェックしよっと!!
あ、この人もあのワンピ着てる〜やっぱりかわいいなあ
ポワ〜ン
えいっ 買っちゃえ♡
翌週
あ!! 令子さん
おはよ〜
令子さんっていつもおしゃれですよね♡ さすが!!
え〜ほんと!! ありがとう♡

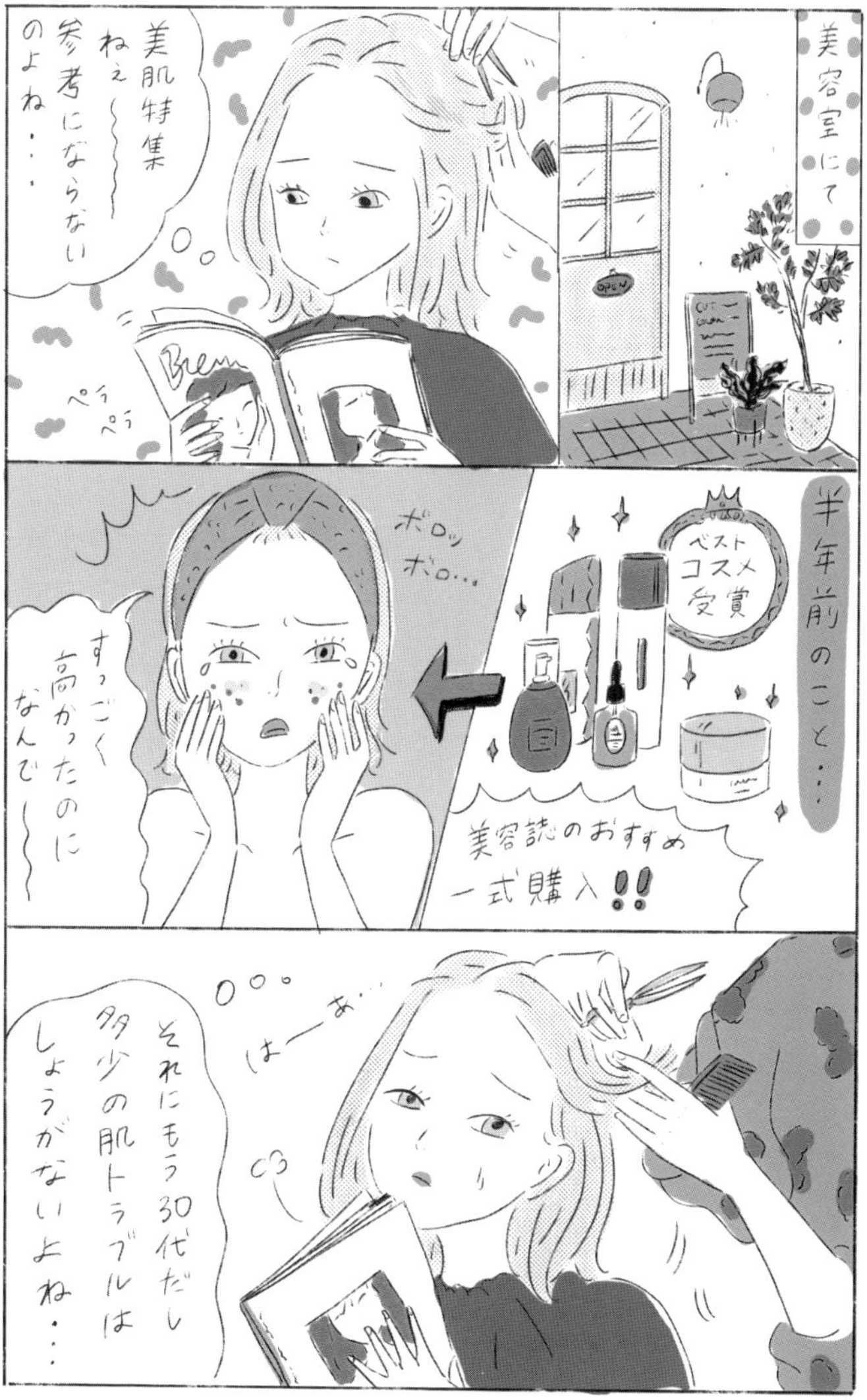
美容室にて
美肌特集
ねえ〜〜〜
参考にならないのよね・・・
ペラ ペラ
半年前のこと・・・
ベスト コスメ 受賞
美容誌のおすすめ 一式購入!!
ボロッ ボロ…
すっごく高かったのになんで〜〜
はーあ…
それにもう30代だし
多少の肌トラブルは
しょうがないよね・・・

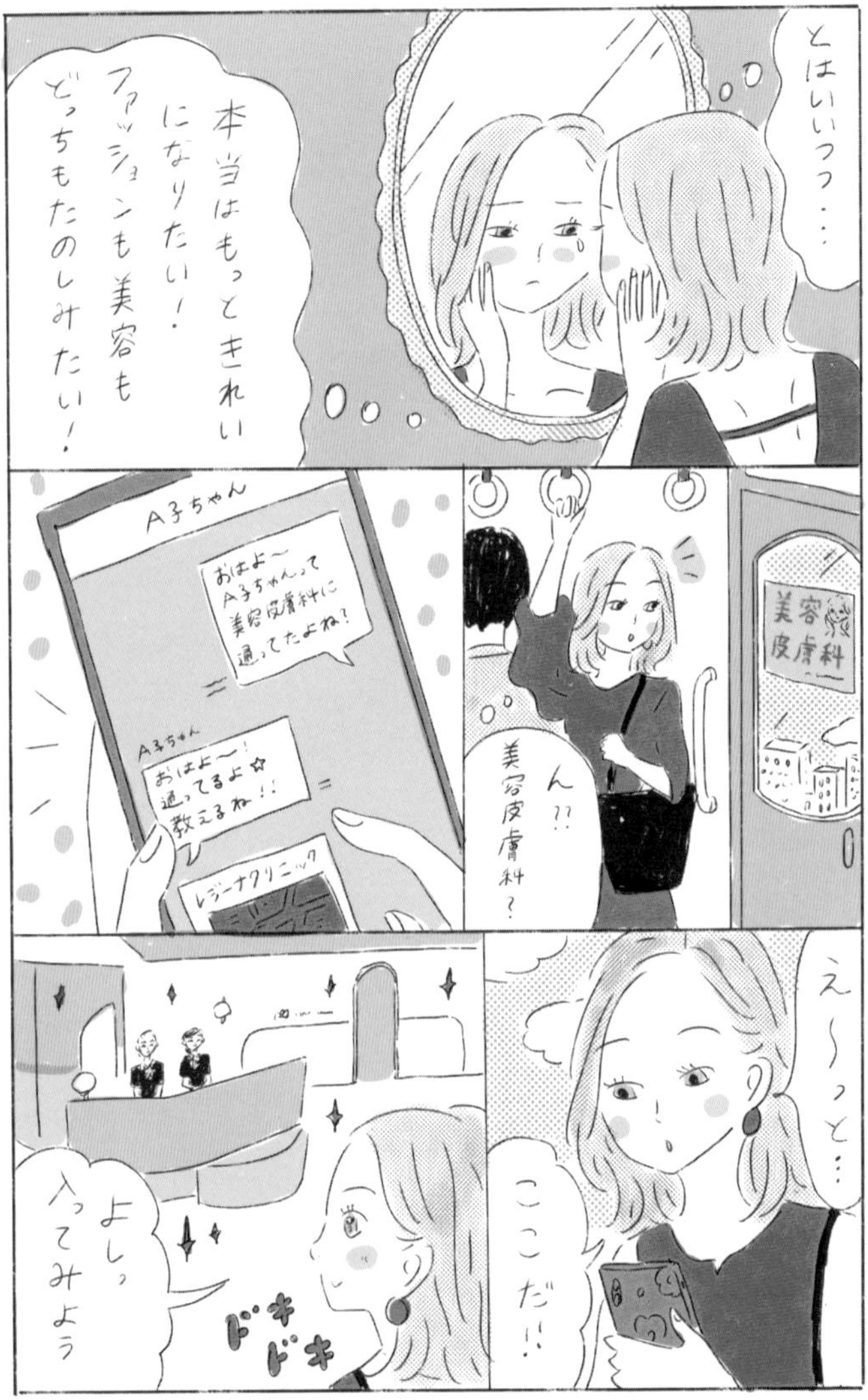
とはいいつつ・・・
本当はもっときれいになりたい！
ファッションも美容もどっちもたのしみたい！
美容皮膚科
ん??
美容皮膚科？
A子ちゃん
おはよ〜 A子ちゃんって美容皮膚科に通ってたよね？
A子ちゃん
おはよ〜！通ってるよ☆教えるね！！
レジーナクリニック
え〜っと・・・
ここだ！！
よしっ入ってみよう
ドキドキ

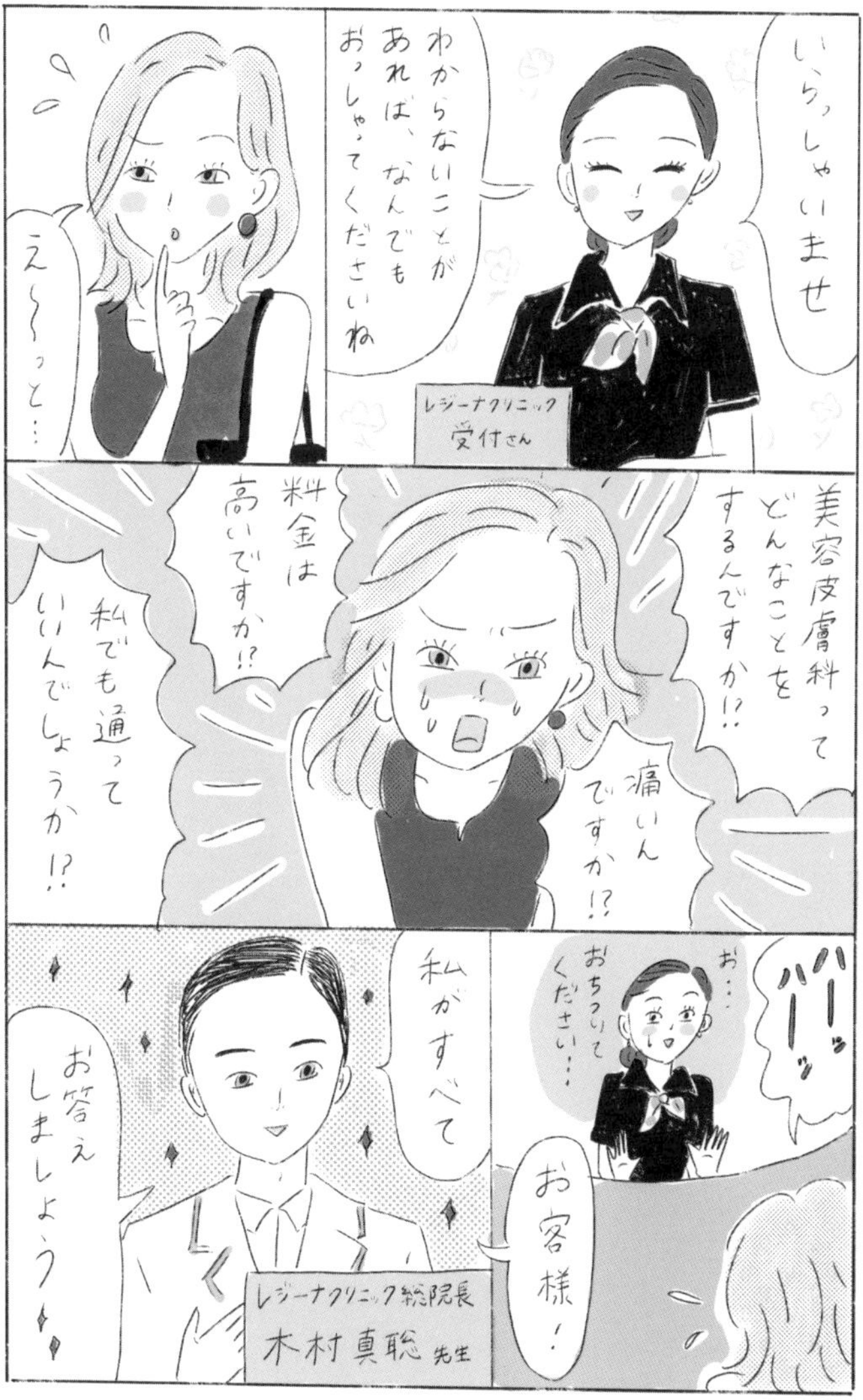
いらっしゃいませ
わからないことがあれば、なんでもおっしゃってくださいね
レジーナクリニック
受付さん
え〜〜っと…
美容皮膚科ってどんなことをするんですか!?
痛いんですか!?
料金は高いですか!?
私でも通っていいんでしょうか!?
ハーッ
ハーッ
お…
おちついてください…
お客様!
私がすべて
お答えしましょう〜
レジーナクリニック総院長
木村真聡 先生

はじめに

美容法とひと口に言っても、普段の習慣やご家庭にあるものを使ってできるもの、美容商材を買って家で行うもの、エステサロンやクリニックで受けるものなど多種多様です。

しかし、そういった手法が万能なわけではありません。

人によって悩みはそれぞれ違いますし、同じ人でも年齢とともに悩みは変わっていくものです。また、肌質も人によりさまざまですから、ある人には効いたけれども、ある人は肌が荒れてしまったということは起こりえることなのです。

さらに、肌悩みがひとつしかないという方もあまりおられないと思います。シミとシワが気になる、ニキビと毛穴が気になるなど、複数の悩みを抱えていらっしゃる方がほとんどではないでしょうか。

やっかいなことに悩みの数だけ原因もあるもので、すべての悩みを解決してくれるたったひとつの美容法というものはありません。悩みに応じて、複数の美容法を組み合わせる必要があります。そうなると複雑すぎて、もはや何をすれば良いのかわからない……というお声をたくさんの患者さんからいただきます。

そういった人たちの力に少しでもなれればと思い、本書を作りました。

何が原因で悩みができてしまうのか、そしてそれを良くするためにはどうするべきかをご紹介しています。その中には美容皮膚科に出向かないとできないこともありますが、家でできることもたくさんあります。正しいケアを諦めずに続ければ、あなたの肌もきっと応えてくれます。今日から早速始めてみましょう。

目次

Part 2 肌の仕組みを知ればエイジングも怖くない

Part 3 もっと知りたい 美容皮膚科でのビューティアップ

Part 4

美容皮膚科の効果も高まる！ 肌を育てるセルフケア

Part 1

大人の美容の新しい考え方

髪のお手入れはヘアサロン、
ボディならジム、
ネイルはネイルサロンと、
それぞれのプロにメンテナンスを
託している人も多いはず。
では、肌はどうでしょうか？
毎日スキンケアをしているのに、
なんとなく肌がベストじゃない……。

きっとこの本を手に取った多くの方が
セルフケアだけでは追いつかなくなっていることに
気づいているはずです。
髪やボディ、ネイルと同じように
肌も専門家に頼ってみませんか?
美容皮膚科医の視点や
最新のスキンケアアプローチは、
きっと肌を変えるきっかけになりますから。

Lesson 1

美容皮膚科と仲良く付き合えば美容迷子から抜け出せる

肌の「今」を知るための美容皮膚科

美容皮膚科に行くにはまだ早い――そんな風に感じている人も多いかと思います。実際に診察に来る患者さんも、シミやシワなど目に見える形の肌悩みができて初めて美容皮膚科の門を叩くという方がほとんどです。

もちろん、そういった肌悩みがあるときはすぐに相談に来ていただきたいですが、その一歩手前の段階――今使っている化粧品に物足りなさを感じたり、何を使えば良いのか迷ってしまったりしたときにこそ、美容皮膚科を利用してもらえたらと思います。

年齢とともに肌が衰えていくことは誰もが避けて通ることができません。特に、エイジングケアに欠かせない抗酸化力（Ｐ66で詳しくお話しします）は、どんな人も20歳を超えたあたりから右肩下がりに落ちていくもの。30歳前後が「肌の曲がり角」なんて言われるのはそのためで、今まで肌トラブルがまったくなかったという人も、30歳を過ぎてから突然さまざまな肌トラブルに見舞われる、ということはよくある話です。

どれだけ完璧にお手入れを頑張っても、どこかでエイジングサインは出てくるものですし、仕事やプライベートに忙しい毎日の中で、どれほどの人が十分にセルフケアをできているでしょうか？　もちろん、一定の年齢までは化粧品によるセルフケアで何とかなる部分もあるでしょうが、実際に化粧品でケアできるのは、肌の表面の角質層というわずか０・０２ミリの表層部分でしかありません。

美容皮膚科は、そんな日々のセルフケアでは補いきれない部分をサポートする場所です。シミやシワといった肌トラブルを治療するのはもちろんですが、今の肌の状態を診察し、最適なセルフケアを提案する場所でもあるのです。

コスメ選びに悩んで、闇雲に新しい美容液を買うのではなく、私たちのような美容皮膚科を頼ってください。その方が断然、効率的な美容につながるはずです。

POINT

✔

闇雲なセルフケアと別れを告げたいと思ったときが美容皮膚科を訪ねるタイミング。

Lesson 2

例えば、毛穴悩みひとつ とっても原因はさまざま。 だから美容皮膚科で診断を

自己診断は肌トラブルの原因にも

多くの女性が気にする毛穴悩みですが、実際に診察してみると、単純に毛が生えているために目立って見えたり、皮脂が詰まって開いていたり、たるみによって毛穴が目立っているなど、その実態はさまざまです。目で見てこれらの違いを判断するのは難しいですし、いくつかの要因が組み合わさっている場合もよくあります。

美容皮膚科では状態を的確に判断して根本的な原因から治療をしていくだけでなく、予防的な観点からもメニューを提案することができるのです。

例えば、皮脂詰まりを起こしているのであれば、ケミカルピーリングで毛穴が詰まらないようにアプローチするほか、詰まった皮脂が酸化して黒ずんでいかないようにビタミンＣなどによるケアを取り入れることもあります。

化粧品の力を借りて同じようなケアをすることも可能ですが、原因を特定せずにケアをしては、余計な時間やコストがかかってしまいますよね。

さらに自己判断によるケアは、さらなる肌荒れを引き起こすことも考えられます。特に最近は、ＳＮＳなどにより医学的根拠のないさまざまな美容法があふれています。誤ったケアでトラブルを招かないためにも、気になる悩みがあるときほど、美容皮膚科を受診していただきたいと思います。

POINT

美容皮膚科を受診することが、肌悩み解決の最短コース。

Lesson 3

美容皮膚科を上手に使いこなすにはセルフケアとのWアプローチが欠かせない

施術効果を持続させるのがセルフケア

診察をしていると、「この治療、どれくらい効果が続きますか？」という質問を受けることがよくあります。

例えば、たるみケアに効果的なマシンによる治療は、数値的に見る肌年齢としては今の状態よりもマイナス5歳を実現することは可能です。ただし、そこから再び老化は始まります。

美容皮膚科医としてはあまり言いたくないフレーズですが、治療は永久的なものではありません。食事制限によるダイエットで体重を落としても、暴飲暴食に戻っては元も子もないのと同じように、美容皮膚科での治療は、肌年齢のリスタートを行うためのもの。その恩恵をしっかりと受けるためには、毎日のセルフケアは欠かせません。

もちろん、週に1回などの頻度でコンスタントに治療をしていけば、スピーディにアンチエイジングに取り組んでいくことも可能ですが……。この本を手に取ってくださる方は、無理のない範囲で自然なアンチエイジングを叶えたいという人がほとんどのはず。

治療とセルフケアはセットであるということをぜひ覚えておいてください。

POINT

✔ **治療の効果を高めるためにも**
正しいスキンケアを今一度知ろう！

Lesson 4

美容皮膚科の受診は、早く始めた人が勝ち。コストも時間も節約できる！

20歳を超えたら老化は加速する

「まだ早いかなと思って……」と美容皮膚科に行くのをためらっている人がいますが、エイジングケアについては、予防的に早いうちから受診するのが断然おすすめです。

20歳前後をピークに肌の老化は始まりますが、少しずつ進行していく老化現象は、自分ではなかなか気づきにくいものです。しかも、毎日鏡で見ているうちにその変化に慣れてしまい、「こんなものだよね」と諦めてしまうことになりかねません。

例えばシミやくすみなどに関しても、うっすらしたものであれば1回の治療で確実に効果を実感することができますが、濃くはっきりとしたものになるほど2回、3回と施術が必要になったり、治療後のダウンタイムも必要になってきます。もちろんその分、コストもかさみます。

特にたるみのように経年変化によるエイジングサインほど、気づいたときにはかなり進行していることがよくありますから、まだ早いかな？　と躊躇《ちゅうちょ》せず、美容皮膚科の診察を受けてみてください。今必要なケアを知ることができますから。

POINT

✔ 20代は美容皮膚科受診の適齢期、迷っているなら今すぐ受診してみよう！

Lesson 5

肌表面のキメづくりはコスメに任せ、美容皮膚科では土台を整えるケアを

美肌づくりに欠かせないのが真皮層ケア

化粧水やクリーム、美容液など、毎日のスキンケアをライン使いしている方も多いと思いますし、さっぱりタイプやしっとりタイプなど、季節ごとに使い分けている方も多くいらっしゃると思います。化粧品によるお手入れは、クリニックでの施術効果を維持するためにも欠かせませんし、メンタルヘルスの観点から見ても有効です。

とはいえ美容皮膚科医の視点からすると、化粧品が効果を及ぼすのは、肌表面のわずか0・02ミリほどの角質層までのこと。角質層は、〝肌のキメ〟と言わ

れる場所です。つまり、セルフケアはキメを整える表面的なお手入れにすぎないのです。

多くの方が悩んでいる小ジワやくすみは、角質層を形成する表皮で起こる現象ですが、年齢とともに深刻化していくたるみなどの弾力不足は、さらに奥深くの真皮層という部分で起こる現象です。弾力感やハリといった肌そのものの生き生き感を左右するのは、真皮層の状態であるにもかかわらず、残念ながらどんなに高価な化粧品も真皮層まではケアしきれないのが実情です。

美容皮膚科でのレーザー治療や、高周波などによる施術は、この真皮層へアプローチします。

真皮層が担う弾力やハリはたるみ予防にも欠かせない要素ですから、ケアすることで顔全体のシルエットを整えていくことができるとも言えるのではないでしょうか。もちろんクリニックでも化粧品が得意とする角質層のケアは可能ですが、化粧品と美容医療、それぞれの得意分野を知っておくと、エイジングケアの効果的な選択肢が増え、ムダなく美肌づくりを目指せるのだと思います。

POINT

✔

化粧品でのケアには限界があることを知って
美容皮膚科を上手に取り入れてみる。

Lesson 6

美容皮膚科は、気づいていない肌へのダメージ習慣を改善するための美容スクール

毎日のスキンケアがトラブルの原因にも

肌トラブルの原因はさまざまです。肌質によるものもありますし、年齢とともに進む老化現象ももちろんありますが、毎日の習慣が原因になっているケースも多く見られます。

特にスキンケアに関しては、キレイになるために良かれと思って実践していることが、実際は肌にダメージを与えてしまっているケースも多々あります。その象徴的なものが、肌への摩擦。子供の頃から染み付いてしまった〝ゴシゴシ洗う〟という習慣が乾燥やくすみを引き起こしているケースもよくあるのです。洗顔

方法やスキンケアの方法を教わったことのある人などほとんどいないでしょうから、当然のことですよね。

Part 4では自宅でのスキンケア方法について解説しますが、美容皮膚科では、治療と同時にこのような基本的なスキンケアについてもお話しします。せっかくの治療を自宅でのケアで妨げてしまっては、本末転倒です。実際に患者さんを診ていると、セルフケアを改善するだけで、肌のコンディションが良くなっていく場合もよくあります。

自分の肌のポテンシャルに気づき、毎日のホームケアをより効果的なものへと引き上げるきっかけにもなるはずです。

POINT

✓ **これまでのスキンケアを見直して肌コンディションを整えよう。**

Column 1

その行動、肌トラブルの原因かも!?

やってはいけない美容のNG習慣

巷ではさまざまな美容ツールやメソッドがあふれていますが、
なかには良かれと思ってやっていることが、
実は肌にとってダメージになることもあるのです。
多くの人が実践している美容習慣の肌効果を解き明かします。

NG 美顔ローラーで顔をマッサージ

小顔効果を期待して、カッサやローラーでマッサージする人がいますが、マッサージによって得られる効果よりも、摩擦を与えて肌ダメージを引き起こすデメリットの方が大きいように感じます。また、マッサージによりスッキリしたように感じるのは一時的なものでしかありません。結婚式や同窓会など特別な日の前などに限定する方がおすすめです。

NG シートマスクで毎晩じっくりお手入れ

長時間のシートマスクは、角質層をふやかし肌のキメを流してしまう原因になりかねません。また、毎日シートマスクをするのも同じような理由で考えものです。大容量のシートマスクも数多く販売されていますが、それよりも週1～2回、個包装のリッチなシートマスクでお手入れする方が断然肌にとっては効果的です。

NG エイジング世代のコスメを早めに取り入れる

早め早めの対策を、と思うあまりに実年齢よりもはるかに上の世代の化粧品を愛用している人はいませんか? あなたが20代だとしたら、40代、50代の方を対象としたような化粧品は油分が多すぎます。ニキビや肌荒れの原因になることもあるので注意してくださいね。

NG 1日家にいる日はノーメイクで肌を休ませる

曇りの日でも紫外線は降り注いでいます。また、紫外線は窓からも室内に入ってくるものです。基本的に365日、外出するしないにかかわらず、日中の紫外線対策は必須だと思ってください。もちろん、冬場や曇りの日などはSPF数値の低いもので構いません。紫外線防止クリームは、朝のスキンケアの延長というイメージで取り入れましょう。

Part 2

肌の仕組みを知ればエイジングも怖くない

エイジング＝避けるべきもの、
怖いものと思っていませんか？
言葉ばかりが一人歩きして、
実際に自分の肌で起こっていることを
知っている人は
どれくらいいるのでしょう？
エイジングは誰にでも共通して起こるもの。
避けて通ることはできません。

だからこそ、敵を知って、
効果的な対策をしませんか。
ここでは、あなたの肌に起こっている
エイジングについて解説しつつ、
美容皮膚科が提供する解決策をお伝えします。
敵を知って対策をすれば、
エイジングは怖くありません！

Lesson 7

老化の原因となる酸化ストレスは内側と外側からの刺激で発生

紫外線対策とインナーケアが老化予防の基本

老化の原因となるのが「酸化ストレス」。肌がサビてしまった状態のことをこう言います。

酸化ストレスが発生する原因はさまざまですが、大きくふたつの側面に分けられると言われています。ひとつは紫外線や空気中のチリやほこりなどに代表されるような外側からの刺激。もうひとつはストレスや疲れなど内的な要素です。

酸化ストレスは皮脂を硬くさせます。過剰に分泌された皮脂が固まると毛穴が開きやすくなりますし、ハリや弾力に欠かせないコラーゲンやエラスチンの変形や破壊を招きます。

　コラーゲンやエラスチンは、真皮層でマットレスのような役割をして肌のハリや弾力性を保っています。そのため、変形したり壊れて量が減るとたるみやシワ、弾力低下による毛穴の開きなどのエイジングサインにつながるのです。また、酸化ストレスは血液の流れも阻害するので、肌に十分な酸素が行き届かず、くまやくすみなどの肌色トラブルにも関係してきます。

　最近は、ストレスが健康に良くないと盛んに言われていますが、メンタルヘルスを整えることは、美肌づくりにとっても欠かせないことなのです。

POINT

✔ **外からのケアと、ストレスを溜めないライフスタイルにも目を向けて。**

Lesson 8

今の時代だからこそ気をつけたいのが「光老化」

紫外線の恐怖は忘れた頃にやってくる

老化を引き起こす外的刺激の代表が紫外線ですが、地上に届き、私たちの肌に悪影響を与えるのがＵＶＡとＵＶＢという長さが異なるふたつの波長です。

肌を黒くさせるのは、表皮に悪さをする短い波長のＵＶＢであり、シミの原因となるメラニンを作る細胞を活性化させます。若い頃であれば、発生したメラニンはターンオーバーとともに代謝されていきますが、過剰なメラニンは肌の奥で積み重なっていきます。ターンオーバーの乱れや抗酸化力の低下などと相まって、これまで堆積してきたメラニンがあふれた結果、シミやくすみが発生します。

一方、長波長のＵＶＡは、肌の真皮層にまで届き細胞レベルでダメージを与えます。真皮層は肌のハリや弾力づくりに欠かせないコラーゲンなどが生成される場所ですが、ＵＶＡはコラーゲンを変性させたり、その生成力を低下させます。それによりシワやたるみといったエイジングが加速していくのです。

ほかにも紫外線は、皮膚の表面にある皮脂を酸化させてしまうため、毛穴詰まりによる毛穴の目立ちや、肌荒れなどにもつながります。

日焼け止めに表記されているＳＰＦ数値はＵＶＢに対する防御力の高さを表し、ＰＡ＋＋＋＋などと表記されている数値は、ＵＶＡへの防御力を＋の数で示していますから、紫外線量の増減に合わせてアイテムを使い分けると良いでしょう。

紫外線以外の光にも要注意！

最近盛んに言われているのがパソコンやスマホから発せられるブルーライトの悪影響です。

ブルーライトは可視光線の一種で、紫外線と同じように肌にダメージを与えます。日中なら日焼け止めである程度は防げますが、寝る前のスマホは肌を光老化にさらしているようなもの！

光老化はくすみやハリの低下、シミやシワの原因になるだけでなく、皮膚ガンへつながることもあります。私たちが最も対策すべき外的要因であることをぜひ知っておいてください。

POINT

✔ UVカットとブルーライトカットは1年を通じての習慣にするべき。

Lesson 9

目から入った紫外線が肌を老化させることもある

紫外線は日焼け止めだけでは防げない

紫外線対策というと、日焼け止めのほかに、日傘を差したり帽子をかぶったりするなど、降り注ぐ紫外線の対策を思い浮かべる方がほとんどだと思いますが、地面が反射する光にも紫外線は含まれているため、注意が必要です。また最近では、目から入った紫外線が肌に悪影響を及ぼすということがわかっています。

冬場にスキーで日焼けするのがその代表的な例です。長袖、長ズボンのウエアを着ているにもかかわらず雪焼けしてしまうのは、雪による紫外線の照り返しで日焼けしたり、それが目に入ることで体内のメラニン生成が活性化されてしまうために起こる現象です。
これは太陽光に限りません。ブルーライトでも同じこと。日差しの強い季節であれば昼間はサングラスをして出かけ、オフィスなど室内ではブルーライトカットのメガネやフィルム、コンタクトレンズなどで対策しましょう。また、美容皮膚科などで処方している飲む日焼け止めなども効果的です。

POINT

✔ **サングラスやブルーライトカットメガネは現代女性のマストアイテム！**

Lesson 10

くすみやたるみを引き起こす「糖化」にこそ注意して

血糖値の上昇により肌がキャラメル化!?

皮膚は最大の臓器と言われるほどたくさんの血管が走っています。血管は全身に酸素や栄養素を運ぶ役割を担っていますが、最近、その血流を阻害すると注目されている概念が「糖化」です。

料理をするとき、玉ねぎを炒めているとだんだんと飴色になってきたり、砂糖を煮詰めるとキャラメルのようになっていきますよね。この現象が糖化です。肌の中でもこれと同じようなことが起こると肌のくすみにつながります。

糖化は体の中のタンパク質と糖分が結合することで

発生します。

肌のハリや弾力を形成するのに欠かせないコラーゲンやエラスチンはタンパク質ですから、糖化により変形が起こると機能が阻害され、ハリの低下やたるみが発生しますし、糖化物質が肌に溜まれば、本来透明である角質が黄色っぽく変色し、黄ぐすみとなって現れます。また、糖化物質はネバネバしたキャラメルのようなもの。血管にくっつくと血流を阻害します。すると血液によって運ばれる酸素や栄養素が低下し、肌の修復機能も低下してしまうのです。

糖化の引き金となるのは、血糖値の変動です。

美容に興味のある方なら、血糖値がダイエットと大きく関係していることをご存知なのではないでしょうか。急激な血糖値の上昇が体に悪影響をもたらすように、肌の糖化にも食生活は大きく関わっているのです。糖質は体を動かすためのエネルギー源であり、必須の栄養素ですからまったく摂らないのは健康面だけでなく美容面からもＮＧですが、甘いものなどの食べすぎや、炭水化物だけの食事などを控えてバランスよく食事することは、肌の黄ぐすみ対策にも効果的だと知っておいてください。

POINT

✔

毎日の食生活で糖質過多になっていないかチェックしてみて。

Lesson 11

肌荒れや乾燥肌を招くのは毎日のゴシゴシスキンケア

摩擦が肌の乾燥を助長する

肌の美しさやうるおいを左右するのがキメです。

私たちが「キメ」と呼んでいるのは、表皮の一番上の角質層です。角質層は水分をキャッチしたり、外部刺激から肌を守ったりするバリアの役目を果たしていますが、わずか0・02ミリほどしかない薄い膜のため、とてもデリケートです。本来であれば、ターンオーバーによって周期的に代謝を繰り返していきますが、アカスリなどでゴシゴシこすると、そのバリアが剥がれ落ちてしまうこともあるのです。

患者さんと話をしていると、普段のスキンケアで必要以上に角質層にダメージを与えてしまっている人が多いように感じます。洗顔やクレンジング、メイクなどで肌を不必要にこすりすぎることは、角質層を自ら剝がしているようなもの。バリア力の低下した肌は、肌荒れやニキビなどを引き起こしやすくなりますし、角質層は水分をキープする役割も担っているため、乾燥肌を助長し、小ジワの発生にもつながります。ボディは顔に比べると皮膚は厚くできていますが、ナイロンタオルでゴシゴシ洗うような習慣は避けた方がベターです。

POINT

✔

肌を包み込むようなイメージで毎日の洗顔やスキンケアに取り組んでみて。

Lesson 12

大人のニキビは
今のスキンケアを見直すチャンス

乾燥肌が大人ニキビの原因に

大人になってニキビに悩まされている人の大半は、スキンケアの見直しで改善できます。

もともとニキビの原因となるアクネ菌は、本来備わっている肌の抵抗力で跳ね返せるような弱い菌です。それにもかかわらずニキビができてしまうのは、それだけ肌の免疫機能が弱っているということです。

特に頬にできるニキビに関しては、肌の乾燥により余分な皮脂が分泌され毛穴が詰まり、その結果、ニキビになっているケースがほとんど。額は、髪の毛のスタイリング剤や前髪などが刺激になっていることが多いです。フェイスラインや口まわりはホルモンバランスの乱れが要因になることが多いため、漢方やピルなど内側からのケアが効果的です。

ボディのニキビに悩んでいる方も多いですが、体の中でニキビが発生しやすいのは、背中やお尻など、下着や衣類の摩擦が起こるパーツです。タイトな服や下着を避けるようにしたり、保湿をしっかりしたりするだけで改善していくことが多々あります。

ちなみにニキビ痕はメラニンと血管による色素沈着ですから、シミ取りと同じようなレーザー治療を行うと改善できます。

このように、ニキビはできる場所によって原因も異なれば、効果的な治療法も変わってきます。最近では、さまざまな種類のニキビ治療薬をドラッグストアで手軽に買うことができますが、原因がわからないままむやみに使っても効果はあまり期待できません。炎症を繰り返し、肌の凹凸が目立つようになってしまうと、セルフケアでの改善はもちろん、美容皮膚科での治療も根気のいるものになってしまいます。

そうなる前に美容皮膚科で正しいスキンケアや治療法を提案してもらうことをおすすめします。

POINT

✔ 大人ニキビはパーツごとに原因はさまざま。適切な対処を。

Lesson 13

たるみは避けられないエイジングサイン。だから美容皮膚科が効果的

知らないうちに進行するのがたるみ

シミやシワはこれまでの生活習慣やスキンケアなどが大きく関係してくるため個人差がありますが、たるみだけはどんな人にも平等に訪れるエイジングサインです。

肌のハリや弾力を司るのは、真皮層のコラーゲンやエラスチンといった組織。年齢とともにこれらの弾力性や生成力が衰えていくのはもちろんですが、積み重なった紫外線ダメージなどもたるみの原因になります。さらに皮膚や脂肪、筋肉、骨など、すべての組織が加齢に伴い痩せていきますから、年々たるみは進行して

いると考えて良いでしょう。

たるみは加齢とこれまでのスキンケア習慣など複合的な原因で起こるものなので、日々のスキンケアでは気づきにくくケアもしにくいもの。それにくすみやシワ、毛穴悩みなどはメイクである程度はカバーできますが、たるみについてはメイクでカバーはできませんよね。実際に、クリニックを訪れる30代~40代の患者さんのお悩みは、フェイスラインのもたつきなどたるみに関するものが多いように感じます。

自力で進行を食い止めたり、ごまかしたりすることができないたるみは強敵と言えます。これに立ち向かえるものは美容皮膚科での治療しかありません。どんな治療かというと、熱や光のエネルギーにより肌に刺激を与えるものです。詳しくはPart 3で解説しますが、熱や高周波などにより、化粧品ではアプローチできない肌の真皮層にダイレクトに働きかけ、コラーゲンやエラスチンの生成を活性化します。そのため、効果も持続力も高いのが魅力です。

定期的にマシンによる治療をしつつ、抗酸化力をサポートするための美容点滴（Ｐ66参照）などを組み合わせれば、トータル的なアンチエイジング効果を発揮します。

POINT

✔

たるみケアは美容皮膚科の得意分野！
早めにケアした方が得策。

Column 2

やってみたら、すごかった!

最新マシン体験レポ

美容皮膚科を訪れるタイミングがわかったところで、
早速レジーナクリニックに潜入!
高性能画像診断を使って、最適な治療法を提案してもらいました。
結果はいかに……?

File ❶

編集M（31歳）

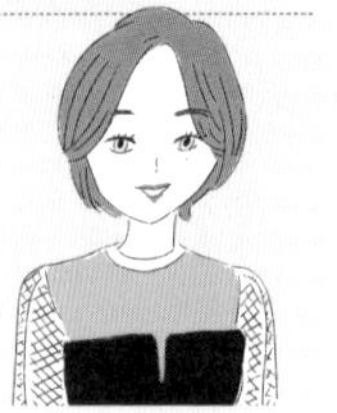

肌悩み

- ☑ 色黒なこともあり、全体的にくすんでいる
- ☑ 鼻の毛穴の黒ずみが目立つ

画像診断結果

- ☑ 頬～鼻の毛穴が詰まっている
- ☑ 目まわりや頬骨を中心に表面化していないシミがある

フォトフェイシャルでくすみを撃退!

くすみを改善するため、フォトフェイシャルにトライしました。強い光を当て、肌の深部に熱を発生させるので、顔全体に冷たいジェルを塗り、目にはゴーグルを装着。ピッという音とともに瞬間的に熱を感じました。こめかみなど皮膚の薄い部分はやや痛みがありましたが、我慢できる程度。約30分で施術は終了。その日の夜にシミはかさぶた状になり、1週間程度で剝がれました。肌色も明るくなり、ハリやツヤも出た気がします。

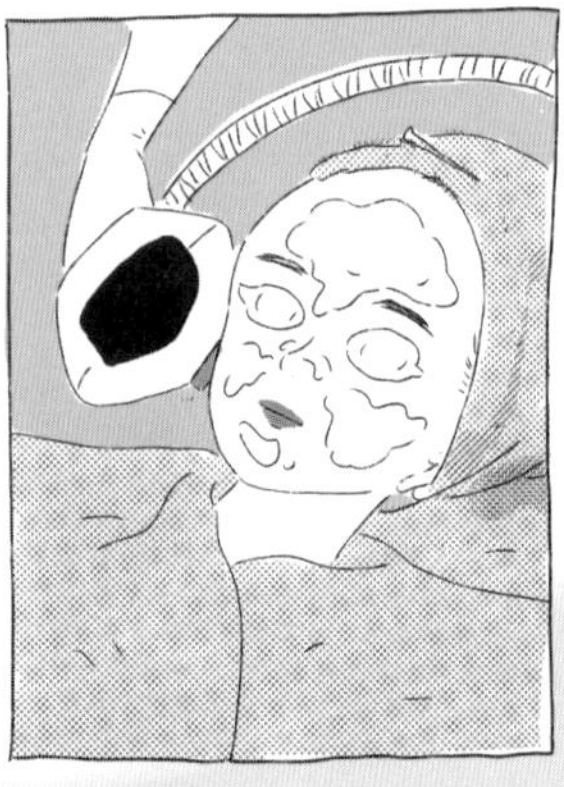

Part 3

もっと知りたい美容皮膚科でのビューティアップ

いざ、美容皮膚科を受診しようと思ったとき
どんな治療を受ければいいのか
迷う方も多いでしょう。
美容皮膚科で取り扱う美容治療は、
研究やテクノロジーの進歩とともに
日々進化を遂げています。
このパートでは、
現在、多くの美容皮膚科が取り扱っている

美容治療でできることや肌への効果について
わかりやすくお伝えします。
自分の肌には何が必要なのか、
なりたい肌になるためには
何を選択したらいいのか――
納得して診察を受けるためにも
ぜひ知っておいてください。

Lesson 14

肌悩みに合わせてメニューを組み合わせると効果&持続性がアップする

根本原因にアプローチした治療が効果的

エイジングサインはさまざまな要因が積み重なって現れるとPart 2でお話ししましたが、たるみから毛穴の目立ちやシワが引き起こされたりと、それぞれの肌悩みは関連しあっています。

そのためクリニックでは、いくつかのメニューを組み合わせて受けることをおすすめしています。

例えば、シミの除去をする場合、今気になっているシミのほかにも、肌の奥にはこれから出てくるであろう潜在的なシミやくすみも存在しています。もちろん、シミが目に見える形で出てくるたびに治療をしても構いませんが、多くのクリニックが潜在的なシミにもアプローチできるようメニューの併用を提案しています。

また、シワ改善に関しても、ボトックスやヒアルロン酸などでシワそのものに働きかける治療と、シワの原因となるたるみにアプローチできるようなマシンによる治療とを組み合わせる方が効率的にエイジングケアができますし、結果的に満足度が高く、コストや時間の面から見てもムダがありません。

POINT

✓ **将来的な効果＆コストを考えると組み合わせ治療の方がお得なことも。**

Lesson 15

年齢とともに衰える抗酸化力は、「美容点滴」とサプリで補うのが大人の賢いエイジングケア

ビタミンは種類によって摂り方が違う！

酸化ストレスに打ち勝つために私たちに備わっているのが「抗酸化力」ですが、20歳くらいをピークにその力は減少していきます。

シミやシワ、たるみなどのエイジングサインは、この抗酸化力と、紫外線などによる酸化ストレスのバランスが逆転することで発生します。ですから、このバランスを元の状態に戻してあげることがエイジングケアには欠かせません。

そのカギとなるのが、抗酸化物質です。

なかでもビタミン類は強い抗酸化作用を持つため、

エイジングケアに最適な成分ですが、体内で生成できないため、外からの摂取が欠かせません。

そこでおすすめしたいのが、美容皮膚科で行う高濃度ビタミンC点滴などの美容点滴です。水に溶けやすい美容成分を血管から細胞にダイレクトに届けることができる施術です。成分としては、ビタミンCをはじめ、抗酸化物質のグルタチオンなどを組み合わせているのが一般的です。注射で同じような治療を行っているところもありますが、点滴の方が有効成分量が多いので、より効果的です。

ちなみにビタミンの中でもCは水に溶けやすい性質を持っているため、点滴が効果的なのですが、ビタミンAやEは水に溶けない脂溶性のため点滴では扱えないビタミンです。サプリなどで補うのが良いですね。

このように美容点滴は体の中の酸化ストレスを大掃除するようなものですが、

残念ながら長く効果が続くわけではありません。紫外線ダメージを受けた秋口などに、カンフル剤的に取り入れてみると良いでしょう。

普段から酸化ストレスを溜めない生活を心がけ、日々のサプリメントと定期的な点滴でデトックスをするのがおすすめです。

POINT

✔ 美容点滴は抗酸化対策に最適！
定期的に肌リセットしましょう。

Lesson 16

レーザーはシミや脱毛などピンポイントに。肌全体には高周波や超音波を

マシンによって得意分野が違う

「美容皮膚科の治療メニューが多すぎて選べない」そんな声を度々耳にするので、そういう疑問や不安に応えていきたいと思いこの本を執筆しました。

皆さんにとって特にわかりにくいのが、マシンを使った治療の違いではないでしょうか。

美容皮膚科の治療に使うマシンは、高周波や超音波などのマシンとレーザーマシンに大きく分けられます。

前者は真皮層より深い層に高エネルギーを与え、熱を発生させてコラーゲンの生成を促したり、脂肪や筋肉に熱を発生させることで肌を引き締め、シワやたるみ

の改善が期待できたりします。マシンによってどの層にまでエネルギーが届くかは異なりますが、いずれも肌そのものの修復力を高めるので、肌全体のリフトアップにつながります。

後者のレーザーマシンはターゲットを決め、高エネルギーをピンポイントに伝えることができ、シミ取りや脱毛によく使われます。ターゲットによって適切なレーザーを選択し、周りの組織を傷つけずに確実にシミや毛を破壊することができます。ただし、ピンポイントの施術になるため、たくさんシミがある場合などはコストがかさむことも考えられます。

美白などの肌色ケアにはフォトフェイシャルなどを

ターゲットを絞らず光の照射によってエネルギーを与えるのがフォトフェイシャルと言われるものです。まんべんなく肌全体にアプローチするので、レー

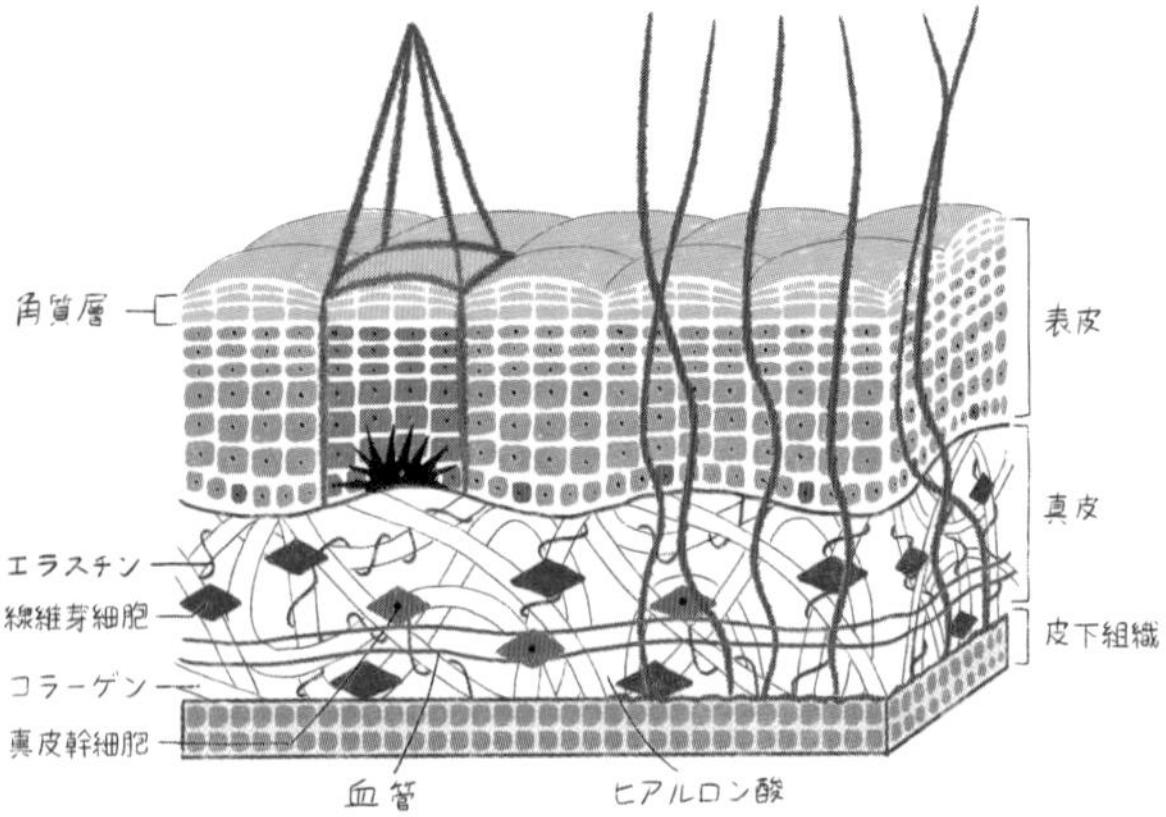

〈左〉ピンポイントに照射するレーザー　〈右〉まんべんなく照射するフォトフェイシャル

ザー治療と比べると効果の実感が薄いこともありますが、シミを薄くし、美白効果があるだけでなく毛穴の引き締めなど肌全体の底上げに向いています。レーザー治療より低価格であることが多く、シミ取りなどと併用するケースが一般的です。

　また最近注目を集めているのが、これまで紹介したマシンとは原理がまったく異なるプラズマ照射です。固体、液体、気体に次ぐ物質の状態をプラズマと言いますが、高エネルギーで細胞

郵 便 は が き

料金受取人払郵便

代々木局承認

6948

差出有効期間
2020年11月9日
まで

1 5 1 8 7 9 0

203

東京都渋谷区千駄ヶ谷 4 - 9 - 7

(株) 幻 冬 舎

書籍編集部宛

1518790203

ご住所 〒

都・道
府・県

フリガナ

お名前

メール

インターネットでも回答を受け付けております
http://www.gentosha.co.jp/e/

裏面のご感想を広告等、書籍の PR に使わせていただく場合がございます。

幻冬舎より、著者に関する新しいお知らせ・小社および関連会社、広告主からのご案内を送付することがあります。不要の場合は右の欄にレ印をご記入ください。

不要 □

本書をお買い上げいただき、誠にありがとうございました。
質問にお答えいただけたら幸いです。

◎ご購入いただいた本のタイトルをご記入ください。

『　　　　　　　　　　　　　　　　　　　　　　　』

★著者へのメッセージ、または本書のご感想をお書きください。

●本書をお求めになった動機は？

①著者が好きだから　②タイトルにひかれて　③テーマにひかれて
④カバーにひかれて　⑤帯のコピーにひかれて　⑥新聞で見て
⑦インターネットで知って　⑧売れてるから／話題だから
⑨役に立ちそうだから

生年月日　西暦　　年　　月　　日（　　歳）男・女				
ご職業	①学生	②教員・研究職	③公務員	④農林漁業
	⑤専門・技術職	⑥自由業	⑦自営業	⑧会社役員
	⑨会社員	⑩専業主夫・主婦	⑪パート・アルバイト	
	⑫無職	⑬その他（　　　　　）		

このハガキは差出有効期間を過ぎても料金受取人払でお送りいただけます。

ご記入いただきました個人情報については、許可なく他の目的で使用することはありません。ご協力ありがとうございました。

に働きかけることができるので、1回の効き目が高いのが特徴です。プラズマは殺菌効果が高く、これまでケアしきれなかったニキビに効いたり、美容成分や薬剤を肌の奥まで浸透させたりする力も持ち合わせています。シミなどスポット的な悩みにはレーザー治療の方が効果的ですが、さまざまな肌悩みに対応できる治療としておすすめです。

P74～77にマシンの特徴をまとめました。この本を美容皮膚科医に見せながら相談していただければ、同じものがなくても近いものを提案してくれるはずです。ぜひ活用してみてください。

POINT

✓ **肌悩みやなりたい肌に合わせてマシン治療を組み合わせると効果的。**

	脱毛 **ライトシェアデュエット／ライトシェアクアトロ**	脱毛 **ソプラノアイス・プラチナム／ソプラノチタニウム**	脱毛 **ジェントルレーズプロ**
施術内容	毛やメラニンによく反応するショット式ダイオードレーザーで、毛根を破壊する。シミやくすみを薄くしたいときに使うこともある。	毛の黒い色素に反応し、毛を作る細胞を蓄熱式ダイオードレーザーで破壊する。肌の色に関係なく施術が可能。	毛やメラニンによく反応するアレキサンドライトレーザーで、毛根を破壊する。シミやくすみを薄くしたいときに使うこともある。
そのほかの効果	—	—	シミ、くすみ（レーザーフェイシャル）改善
痛みレベル	★★ 輪ゴムで軽くはじかれる程度。オプションで麻酔が可能。	★ 痛みはほぼない。オプションで麻酔が可能。	★～★★ 輪ゴムで軽くはじかれる程度。オプションで麻酔が可能。
ダウンタイム	1日～数日間。 2週間は日焼けNG。	1日～数日間。 2週間は日焼けNG。	1日～数日間。 2週間は日焼けNG。
効果が出始める時期	約1週間後	約2～4週間後	約1週間後
効果が出始めてからの持続期間	回数をこなせば永久に持続する。	回数をこなせば永久に持続する。	脱毛は回数をこなせば永久に持続する。シミ、くすみは継続して治療すれば、濃くなることはない。
おすすめの頻度	2ヶ月おき	2ヶ月おき	脱毛の場合は2ヶ月おき、シミやくすみ改善の場合は1ヶ月おき。
相場価格	5回で20万円前後	5回で20万円前後	脱毛は5回で20万円前後
所要時間	全身脱毛で60～120分	全身脱毛で60～120分	全身脱毛の場合は90分、全顔脱毛の場合は30分
おすすめの併用治療	—	—	ジェントルレーズプロ × ピコスポット ＝ シミ除去UP、ジェントルレーズプロ × ハイドラフェイシャル ＝ 美白UP

	イボ・ホクロ改善 **CO2RE（コア）**	シミ・くすみ改善 **ピコウェイ**
施術内容	炭酸ガスレーザーの一種。イボやホクロといった良性腫瘍を焼灼して除去。ニキビ痕の凹みに照射することで皮膚を盛り上げ、滑らかにすることもできる。	ピコレーザーの一種。シミ・くすみなどに「ピコ秒（1兆分の1秒）」単位で照射。3つの照射方式を組み合わせるコンビネーション治療が可能。 ①ピコスポット照射でシミをピンポイントで除去。 ②ピコトーニング照射で 肝斑やくすみを取る美白治療。 ③ピコフラクショナル照射で 毛穴の引き締めやハリを出す美肌治療。
そのほかの効果	ニキビ痕の凹み緩和	美白、美肌
痛みレベル	★★★★★ 麻酔が必須のため、あまり痛みを感じないが、施術後麻酔が切れると半日程度の痛みを伴う場合がある。	★～★★ ピリピリとした刺激を感じる。オプションで麻酔が可能だが、使わない場合が多い。
ダウンタイム	1～2週間。色素沈着が出た場合は数ヶ月かかることもある。1週間後からメイクができる。	1日～数日間（ピコスポット照射は1週間）。 いずれの照射も当日からメイクができる。
効果が出始める時期	イボは1回で、ホクロは1～数回で除去が可能。ニキビ痕の凹みは根気のいる治療となり、即効性はない。	翌日～1週間後
効果が出始めてからの持続期間	効果がきちんと出れば 永久に持続する。	約1ヶ月。 回数をこなすほど持続期間は長くなる。
おすすめの頻度	ニキビ痕の凹みの場合、 1～3ヶ月おき。	1ヶ月おき。 肌質が改善してくれば2～3ヶ月おきでも可。
相場価格	イボ・ホクロ除去は数千円～2万円。 ニキビ痕は数万～10万円	1回1万～10万円 （ショット数や範囲による）
所要時間	30～60分 （麻酔時間含む）	30～45分
おすすめの併用治療	CO2RE（コア）× ピコトーニング ＝色素沈着の緩和 （色素沈着になった場合）	ピコウェイ × NeoGen ＝ 美白・美肌UP ピコウェイ × ウルセラ ＝ シワ・たるみ改善

	美肌 **ダーマシャイン**	たるみ改善 **ウルセラ**	たるみ改善 **サーマクールFLX**
施術内容	細い針を皮膚に浅く刺し、ヒアルロン酸やボトックスなどの美容成分を注入する。水光注射とも呼ばれる。	超音波HIFU（ハイフ）を使用して、たるみの原因であるSMASという筋膜や脂肪を焼灼する。	ラジオ波を照射して、皮膚深部に熱を送り、コラーゲンやエラスチンの増生を促す。
そのほかの効果	小ジワ改善・ 肌のうるおい	シワ・毛穴改善	シワ・毛穴改善
痛みレベル	★★★★★ 麻酔が必須のため、あまり痛みを感じないが、施術後麻酔が切れると数時間痛みを伴う場合がある。	★★★~★★★★ 熱さや痛みがある。治療層が深いため、麻酔が効かない。振動するデバイスで熱さや痛みを軽減する。	★★★~★★★★ 熱さや痛みがある。治療層が深いため、麻酔が効かない。振動するデバイスで熱さや痛みを軽減する。
ダウンタイム	数日～1週間。 翌日からメイクができる。	1日～数日間。 当日からメイクができる。	1日～数日間。 当日からメイクができる。
効果が出始める時期	約1週間後	3～6ヶ月後	3～6ヶ月後
効果が出始めてからの持続期間	1ヶ月。 回数をこなすほど持続期間は長くなる。	6～12ヶ月	6～12ヶ月
おすすめの頻度	1ヶ月おき。 肌質が改善してくれば2～3ヶ月おきでも可。	3～6ヶ月おき	3～6ヶ月おき
相場価格	3万～10万円 （使用する薬剤による）	15万～30万円	10万～30万円
所要時間	30～60分 （麻酔時間含む）	45～60分	30～60分
おすすめの併用治療	ダーマシャイン×ピコウェイ ＝小ジワ改善＋美肌 （同日施術は不可）	ウルセラ × ピコウェイ ＝美白・美肌	サーマクールFLX × ウルセラ ＝ たるみ改善、 サーマクールFLX × ピコウェイ＝ 美白・美肌

	ニキビ改善 **ハイドラフェイシャル**	ニキビ改善 **NeoGen（ネオジェン）**	美肌 **ダーマペン**
施術内容	皮膚の余分な角質や皮脂、汚れを落とすピーリングマシン。肌の新陳代謝（ターンオーバー）を活性化する。	プラズマ治療器の一種。殺菌効果があり、ニキビを改善。肌に均等に熱を加え、コラーゲンやエラスチンの増生を促す。薬剤導入効果もあり、悩みに応じた美容成分を皮膚深部へ届けることもできる。	細い針で皮膚に傷を作ることによって、美容成分を肌に浸透させやすくする。ヴェルヴェットスキン・ヴァンパイヤフェイシャルといった施術名になっていることもある。
そのほかの効果	美白・美肌	美肌	小ジワ改善・ニキビ痕の凹み緩和
痛みレベル	★ 痛みはゼロに等しい。	★ ほとんど感じない。高出力で照射の場合は麻酔が必須。	★★★★★ 麻酔が必須のため、あまり痛みを感じないが、施術後麻酔が切れると半日程度の痛みを伴う場合がある。
ダウンタイム	1日～数日間。 当日からメイクができる。	1日～数日間。 直後からメイクができる。	数日～1週間。 翌日からメイクができる。
効果が出始める時期	当日～数日後	数日～1週間後	約1週間後
効果が出始めてからの持続期間	1ヶ月	1ヶ月。 回数をこなすほど持続期間は長くなる。	1ヶ月
おすすめの頻度	1ヶ月おき	1ヶ月おき。 肌質が改善してくれば2～3ヶ月おきでも可。	1ヶ月おき
相場価格	1万～2万円	2万～3万円	3万～10万円 （使用する薬剤による）
所要時間	30分	30分	30～60分 （麻酔時間含む）
おすすめの併用治療	ハイドラフェイシャル × ピコウェイ ＝美白・美肌UP	NeoGen × ピコウェイ ＝美肌	ダーマペン × NeoGen ＝小ジワ改善＋美肌 (同日施術は不可)

Lesson 17

くすみや繰り返す肌悩みは「ピーリング」で一掃すると肌のリセットが可能に

ターンオーバーの乱れはトラブルの原因にも

年齢を重ねるとメラニンや糖化物質などさまざまな肌トラブルが蓄積されていきます。

本来であれば、肌のターンオーバーによってそれらのトラブル物質は自然と剥がれ落ちていくものですが、年齢とともにその周期は乱れます。基本的には28日前後でターンオーバーは行われますが、30代、40代と年齢を重ねるとその周期が35日や40日……と長くなっていくのです。さらに肌の老廃物を外に押し出す力も弱くなってくるため、肌がくすみやすくなったり、トラブルが出やすくなります。

ケミカルピーリングに代表されるような美容皮膚科でのピーリング治療は、このような老廃物を押し出す力をサポートするために効果的です。溜まってしまった老廃物や角質などを、酸によって溶かしたり、ターンオーバーを促進して押し出したりする治療です。その後の美容成分の浸透が良くなるので、保湿をサポートするようなレーザー治療を組み合わせたり、美容成分を導入するようなメニューと併用するのが最適です。

繰り返すニキビや、なんとなく晴れない全体的なくすみなどが気になる場合に一度取り入れてみてください。肌にリセットボタンを押すようなイメージでピーリングを取り入れてみるといいでしょう。

POINT

✓ **ニキビやくすみなど繰り返す悩みには**
肌のデトックスを取り入れて。

Lesson 18

30歳前後から気になり始める目まわりの小ジワは、うるおい不足の証かも

ちりめんジワは保湿で改善できる

エイジングサインの中でも「老けたかも……」と自分自身で年齢を実感するのが、シワではないでしょうか。ただ、シワもできるパーツによって原因が異なります。

目尻などの細かなシワは、皮膚そのものの弾力性がなくなったことと、これまで積み重ねてきた表情のクセが折りジワのように残ってしまうことの相乗効果で発生します。例えば、洗濯後に手でしっかり伸ばせばシャツにシワはつきにくいですが、くしゃくしゃのまま乾燥させるとくっきり残ってしまいますよね。肌で

も同じことが起こっていると想像してみてください。細かなシワは肌が乾燥によりヨレヨレになっているため、目立ちやすくなっていることも考えられます。
ですから、保湿をすることである程度は目立たなくすることが可能です。

新たなエイジングサインはホームケア見直しのチャンス！

小ジワのような乾燥から発生する肌トラブルが気になる場合、今まで使っていた化粧品では肌へのうるおいが足りないのかもしれません。エイジングサイン＝悪いものと捉えるのではなく、ホームケアの見直しをするチャンスと考えてみてはいかがでしょうか。

目まわりなどの細かなシワが気になるときにおすすめなのが、ヒアルロン酸です。

ヒアルロン酸は水分を多く保持する力を備えています。真皮層の細胞と細胞の間に存在し、クッションのような役割を果たしているため、内側からふっくらとしたうるおい肌を育むために欠かせません。ただ、年齢とともに減少していくため、それが乾燥やハリの低下につながるのです。ヒアルロン酸入りのコスメは角質層の水分保持力をサポートしてくれるので、乾燥による細かなシワのケアに最適です。ぜひ、ヒアルロン酸入りの美容液やアイクリームをスキンケアに取り入れてみてください。

　美容皮膚科で行っているヒアルロン酸注射ももちろん有効です。ヒアルロン酸が持つ水分保持機能を利用して内側から肌をふっくらさせます。寝る前にシワが気になる部分にクリームを多めに塗るなどのホームケアを続けながら、ときどき自分へのご褒美としてヒアルロン酸注射を取り入れてみましょう。同世代のご友人と大きく差がつくようになるはずです。

POINT

✔

乾燥小ジワが気になり始めたら
ヒアルロン酸注射やクリームを。

Lesson 19

マイナス印象を加速させる眉間や額のシワは「ボトックス」で撃退

表情グセ由来のシワには要注意

目尻のシワは、〝笑いジワ〟なんて呼ばれるようにチャームポイントになることもありますが、同じ目まわりのシワでも、眉間や額に刻まれたシワはマイナスの印象になりやすいと言えるのではないでしょうか。

眉間や額のシワは表情によるクセが原因で刻まれます。厚紙を何度も折っていたら折りジワができてしまうのと同じ原理で、知らず知らずのうちに眉をひそめたり、眉を上げたりしているうちに、いつのまにかくっきりと深くシワが刻まれていた！　ということになってしまうのです。

このような表情グセによるシワには、クセを強制的に直し、シワができるのを防いでくれるボトックス注射が効果的です。

ボトックス注射は、一時的に筋肉の動きを止める施術です。それにより、筋肉の過緊張を改善できるのです。そのため、シワケア以外にも寝ている間の食いしばりや歯ぎしりなどで発達してしまったエラ張りのボリュームダウンもできます。顔以外にも、力を入れてしまうことで張ってしまう肩まわり、ヒールを日常的に履くことで発達してしまったふくらはぎなど、ボディの気になる箇所にも施術が可能です。

POINT

✔

眉間や額のシワは表情グセが原因に。筋肉を緩める治療が効果的。

Lesson
20

ほうれい線はシワにあらず。ハイフなどのマシン治療でたるみ要因のシワを一掃!

見た目年齢を加速するたるみによるシワに要注意

シワの中でも見た目年齢を左右するのが口元に深く刻まれるほうれい線や、目頭から頬に伸びるいわゆる〝ゴルゴライン〟です。

これらは年齢とともに骨が痩せ、重力で下がった肉によって刻まれるシワです。つまり、根本原因であるたるみケアが欠かせません。生活習慣やクセなどが原因で発生する眉間や目尻などのシワに比べ、誰にでも多かれ少なかれ刻まれるシワと言ってもいいでしょう。

すでにご紹介したように、たるみにはマシンによる治療が効果的です。ラジオ波やハイフといったものが主流で、これらは高周波や超音波により肌の深部に熱を作り出し、コラーゲンやエラスチンの増生を促します。そうして肌のハリが整うことにより、内側から皮膚が押し上げられ刻まれていたシワがなめらかになるというイメージです。そのため、シワだけでなくたるみによって引き起こされる毛穴の目立ちやフェイスラインのもたつきなどにも効果を発揮します。

このようにシワといっても刻まれる部位や年齢によって原因は異なります。シワは見た目の印象を大きく左右しますから、気になる方はぜひ美容皮膚科で診察を受けてみてください。きっと最短距離でのエイジングケアが叶うはずです。

POINT

✔ **マシン治療によるたるみケアは**
たるみ要因のシワや毛穴悩みに効果を発揮。

Lesson 21

シミは過去の紫外線のツケ。点と面のマシン治療で全体美白を

メラニンはシミとくすみの発生源

初診で訪れる患者さんの多くが、シミが気になり出したと言って来院されることがほとんどです。シミはこれまでの紫外線ダメージを肌の奥でツケとして溜めていたものが、ある日突然、耐えきれなくなって現れたものです。

　ですからシミの有無や多い少ないは、これまできちんとＵＶケアをしてきたかどうかにかかっているとも言えるのです。ポツッと発生したシミに効果的なのは、レーザー治療です。

　レーザー治療は、特定の色素に反応してその部分の

細胞だけを破壊することができるため、シミの除去だけでなく脱毛などにも使用されることがあります。ただ、シミの原因となるメラニンは肌の中で堆積していますから、ひとつ発生したときは、今後ほかの部位にシミが出てくる可能性が高くなっていると考えてください。

一度肌の中に蓄えられたメラニンは、自然に減ることはありません。レーザーによるスポット的な治療と同時に、フォトフェイシャルなどで肌奥に溜まっているメラニンのツケを一掃する治療を併用すると、全体的な美白を図ることができます。

POINT

✔ **肌の濁りにはレーザー（点）とフォトフェイシャル（面）のWケアが効果的。**

Lesson 22

イオン導入やプラズマ、エレクトロポレーションで肌のうるおい不足を解消する

美容成分を肌の奥へ届けて美肌に

肌にはもともと水分が逃げないように働いたり、外部刺激から守ったりするバリア機能が備わっています。このバリア機能は肌にとって良い成分にも同じように働いてしまうので、どんなに高価な化粧品を使っても、その成分は肌表面の角質層までしか届きません。

しかし、イオン導入やプラズマ、エレクトロポレーションを使うと、肌の奥にまで美容成分を浸透させることができます。

イオン導入は、美容成分がイオン化されている必要がある上に、ビタミンCのように分子が小さく水溶

性の成分であるという制約があるため導入できる成分に限りがあります。プラズマやエレクトロポレーションに比べると非効率ではありますが、その分リーズナブルに受けられるのが特徴です。

一方、プラズマやエレクトロポレーションは細胞膜に穴を開けて成分を届けていくため、イオン導入に比べて浸透率が高く、さまざまな美容成分を導入していくことができるので、より高い効果が得られます。ダウンタイムもないのでレーザー治療との組み合わせや、細かなシワケアや美白など肌全体の底上げに適しています。

POINT

✔ **美容成分の導入を検討するのなら、イオン導入よりプラズマやエレクトロポレーションが旬。**

Lesson 23

美容皮膚科選びは アフターフォローの 充実性で選んで

まずは自分がやりたい治療を明確に

美容皮膚科を選ぶときに、まずはじめに考えてほしいのが、自分はどんな治療がしたいのかということです。レーザーやフォトフェイシャルのような、マシンを使った美肌治療を希望しているのなら、美容皮膚科診療をメインとしたクリニックが良いですし、糸によるフェイスリフトなどメスを使うような施術にも興味があるなら、美容整形を得意とするクリニックがおすすめです。外科的なアプローチに興味がないにもかかわらず、美容整形を得意とするクリニックを受診すると、メスを使うようなアグレッシブな治療をすすめられてしまうことも考えられます。

美容皮膚科での治療が中心なら、治療の効果を持続させるためにもホームケアは欠かせないので、スキンケア指導などのアフターフォローが充実していることは大切だと思います。

最近では、画像診断システムを取り入れているクリニックも多くあります。高性能カメラで解析し、目に見えない潜在ジミのほか、自覚しにくい毛穴やキメ、肌年齢などを診断できます。現在の肌状態を視覚化することで、適切な治療を納得した上で受けられます。さらに治療後の肌も画像診断すれば、満足度も高まるはずです。

POINT

✔ **相性のいい美容皮膚科に出会えれば**
セルフケアの効果も上がって一石二鳥。

Column 3

やってみたら、すごかった!

最新マシン体験レポ

フォトフェイシャルに続いて調査したのは
数あるマシンの中でも注目を集めるプラズマ治療器「NeoGen」。
ウワサ通りの実力に美容マニアのエディターも驚き。
忖度一切なし! の体験レポート第2弾。

File❷

編集H（39歳）

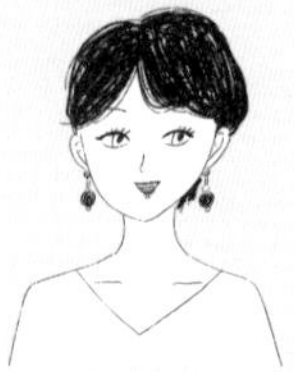

肌悩み

- ☑ 小鼻まわりのザラつきが気になる
- ☑ フェイスラインのたるみが気になる

画像診断結果

- ☑ 潜在的なシミが潜んでいる
- ☑ たるみによる
毛穴の開きや細かいシワがある

プラズマ照射&ビタミンC導入でザラつきをオフ!

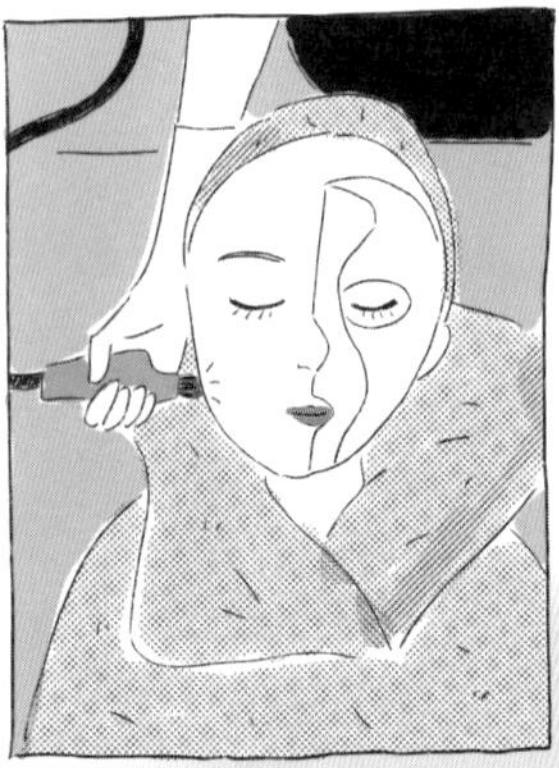

小鼻のザラつき対策にプラズマを体験。均一に照射するためにシートマスクで肌全体を保湿し、照射します。バチッという音がしますが、痛みはゼロ！プラズマが発生するときに焦げたような匂いがするくらい。その後、ビタミンCの美容液を導入し30分ほどで施術は終了。当日の夜は肌全体がざらつく感じがしましたが、翌朝洗顔をしたときにフェイスラインがキュッと引き締まっているのを実感。効果を感じやすいので初心者さんにぜひ。

Part

4

美容皮膚科の効果も高まる!肌を育てるセルフケア

美容皮膚科での治療効果を左右するのは、
やはり毎日のセルフケアです。
けれども多くの人がセルフメディアを持つ今、
世の中にはさまざまな
美容にまつわる情報があふれています。
そんな情報に触れるたび、
何が正しいのか、
何が肌にとって最適なのか

わからなくなっていませんか？
ここでは、皮膚科学に基づいた
スキンケアの基本をお伝えします。
正しく肌と向き合えば、
美容皮膚科での治療効果を
最大限に引き出すことができるだけでなく、
毎日のセルフケアで
肌の変化も感じていけるはずです。

Lesson 24

足すスキンケアよりも 落とすスキンケアを重視して

肌をこすりすぎないケアが美肌のモト

スキンケアというと化粧水やクリームなど、足すことにばかり注意が向きがちですが、本来、皮膚にはセラミドや天然保湿因子（ＮＭＦ）などが備わっているため、ある程度の保湿であれば自力で問題なくできるものです。

一方、メイク汚れや日中皮膚に付着したチリやほこりなどは、洗顔で落とすことでしかケアできません。落とすというステップは肌が唯一できないことと言っても良いかもしれません。そのためか、ついゴシゴシ洗ったり、さっぱりした洗い上がりを好んだりする人が多いようです。

しかし、保湿を司るのは肌のキメ。繰り返しになりますが、わずか0・02ミリしかない薄い膜ですから、こすりすぎるお手入れはキメを削り取ってしまうことになりかねません。すると、肌そのものの水分保持力が低下してしまい、いくら化粧水やクリームを与えても乾燥を感じやすくなるのです。

もちろん、洗顔はしていただきたいですし、与えていくケアも大切ですが、まずは落とすケアを振り返って、肌をこすりすぎないということを徹底してみてください。

POINT

✔ スキンケアの中でも落とすステップを見直してみる。

Lesson 25

洗顔料は泡立ちで選び 泡のクッションで洗顔する

湯温よりも泡立ちの良さを重視すべき

摩擦を与えずに洗顔するには、しっかり泡立て、肌に手が触れないよう泡越しに洗うことがポイントです。逆さにしても落ちないくらいのねっとりとした泡で洗うことをおすすめします。

朝は油分を落としすぎないために、ぬるま湯だけで洗顔するという美容法もあるようですが、洗顔そのものが肌にとって悪いわけでは決してありません。寝ている間に皮脂が分泌されたり汗をかいたりもしますし、朝洗顔しないのは気持ちいいものではないでしょう。

ただ、洗顔したあとはしっかり保湿をしてあげてください。

お湯の温度を気にする人も多いようですが、お湯が心地よければそれでも良いですし、夏場は水でも構いません。ただ、水は石けん残りがしやすいことだけは知っておきましょう。湯温を気にするよりもその分、摩擦を起こさないように意識する——それくらいゴシゴシ洗いは肌を傷める原因になるということを覚えておいてください。

POINT

✔ **泡をクッションにした洗顔が美肌づくりのファーストステップに。**

Lesson 26

クレンジング剤は ミルクやジェルタイプをチョイス

オイルクレンジングは肌の負担に

「落とさなきゃ」という意識が最も働きやすいのはクレンジング剤を使うときでしょう。

できることなら洗顔だけで落ちるようなメイクを日頃から心がけることがベストですが、クレンジング剤を使う場合はミルクやジェルタイプを選びたいものです。

メイク用品は基本的に油性なので、それを落とすためにもオイルクレンジングを！　という意見もあるのですが、オイルクレンジングは必要な脂質まで落としてしまうのでおすすめしません。その点ミルクやジェルタイプは水分と油分がバランス良く含まれているので、肌への負担を抑えながら、メイクをきちんと落としてくれます。ダブル洗顔が不要なアイテムであれば、なお良しです。

また、コットンで拭き取るようなウォータータイプのクレンジング剤も多く見かけますが、こすらないといけないので肌にとっては大きな負担です。とはいえ、肌にとって一番のNG行為はメイクが残ってしまうこと。普段のメイクの濃さと相性のいいクレンジングを見つけてみてください。

POINT

✔ **手持ちのクレンジング剤をミルクやジェルタイプに見直して。**

Lesson 27

洗顔ブラシはお肌の大敵！ 使っている人は要注意

ツルツル感はキメが剥がれているから

アダルトニキビや脂性肌で悩んでいる人に多いのが、洗顔ブラシによる洗顔です。

ツルツルするからと人気のようですが、それは角質が剥がれ落ちてツルッとしているだけのこと。この本をここまで読んできた皆さんならもうおわかりだと思いますが、洗顔ブラシは摩擦を引き起こすので、使い続けるとダメージを受けやすい肌状態になりかねません。

今は良くても30代、40代と年齢を重ねていくうちに肝斑などが出てきやすくなるリスクもあります。慢性的な炎症によって引き起こされるのが肝斑ですから、洗顔ブラシで摩擦を加え続けることは、肝斑の悪化にも一役買っているようなものです。

夏場など皮脂詰まりが気になるときにのみ使用する程度ならば問題ないですが、基本的に洗顔ブラシは美容皮膚科医としてはおすすめできないアイテムです。スクラブ系の洗顔料も同じように肌を傷める原因になるため注意が必要です。ざらつきが気になるようであれば、P90でご紹介したプラズマやエレクトロポレーションを一度体験してみると良いかもしれません。

POINT

✔ **スクラブ剤や洗顔ブラシは季節アイテム程度に考えて。**

Lesson 28

洗顔後は油分があれば十分、化粧水や美容液は好みに応じて

皮膚科学的には油分があれば保湿はＯＫ

赤ちゃんの肌がみずみずしくうるおっていることからもわかるように、肌には本来、セラミドや天然保湿因子といった自前の保湿成分が備わっています。ただ、それらは年齢とともに減っていくので、外から補ってあげるというのがスキンケアの基本的な役割であり考え方です。

化粧水、美容液、クリームと世の中にはさまざまなアイテムがありますが、実際のところ、皮膚理論的には油分を補うだけで十分ではあるのです。とはいえ、洗顔後すぐにクリームを塗ってもなじみが悪かったり、

物足りなさを感じたりするものです。ですから、化粧水で水分を補ったあとに、クリームでしっかり油の膜を張って水分を閉じ込める方法が、心地よさという点からも、皮膚理論的にもベストです。

同じ量の紫外線を浴びたとしても、うるおっている肌と乾燥している肌とでは、ダメージのレベルが違ってきますし、それによるエイジングサインの出方も変わります。

化粧品を使い分けることは、女性にとっては楽しみのひとつだと思いますが、最低限のケアとしては、「水分を補って上からクリームで油膜を張る」、それだけで十分なのです。

POINT

✔

ときにはシンプルケアでも問題なし。油分アイテムだけはこだわってみて。

Lesson 29

スキンケアをひとつ選ぶのなら硬めのクリームをチョイス

クリームはバランスの取れたアイテム

油分アイテムとひと口に言っても、クリーム、乳液、オイルなどさまざまな種類がありますが、私がおすすめするのはクリーム一択です。

クリームは水分と油分のバランスが肌にとって最適なアイテムなのです。

美容雑誌などを見るとオイル美容も人気のようですが、オイルは酸化しやすいアイテムですし、酸化したオイルを塗って肌にいいことはひとつもありません。乾燥が気になる人ほどオイルを使っているようですが、余計に肌トラブルを招くことにもなりかねません。

乾燥が気になるときは、クリームの中でもテクスチャーが硬めのものを選んでみましょう。テクスチャーが硬いタイプは軟らかいタイプに比べ、油分を多く含んでいます。朝のスキンケアは、メイクとの親和性もあると思うので水分が多い軟らかめのクリームを使ったり、それでもメイクが崩れる場合は乳液でもいいでしょう。ただし、ニキビなどの吹き出物がある場合には、クリームの油分がニキビを悪化させることもあるので、患部は避けて使うなどの工夫をしてください。

POINT

✔ 季節や時間に合わせて硬めと軟らかめのクリームを揃えよう。

Lesson
30

化粧品は入っているものよりも、何が入っていないかで選ぶ

美肌成分たっぷり＝刺激成分たっぷりの場合も

高価格の化粧品はいい成分が入っていて、ドラッグストアで買えるようなプチプライスのものは効果がないと思われがちですが、化粧品の値段と効果は必ずしも比例するものではありません。

パッケージや広告には、さまざまな成分名が書かれていて迷ってしまう人も多いと思いますが、化粧品選びで大切なのは、何が入っているかよりも、〝何が入っていないか〟です。

例えばエタノールに代表されるアルコール類や洗浄成分として用いられる石油系の界面活性剤、パラベン

などの防腐剤は、肌への刺激になるもの。香料や合成着色料も同じです。敏感肌用の化粧品がこれらの成分を排除していることからも、入っていないに越したことはありません。

私自身も化粧品の開発に携わっているのでわかることですが、いい成分を高濃度で配合しようとすればするほど、それをなじませるために界面活性剤のような石油系の成分が必要になってくるのです。すると、いいものは入っているけれど、同時に肌への刺激になる成分も同じくらい入っている——そんな事象が起きてしまうのです。特に美容皮膚科での治療を受けたあとなどは、肌はデリケートな状態になっているため、これらの成分が刺激になることも考えられます。

とはいえ、化粧品には防腐剤は必要なものですし、香りなどは気持ちを豊かにしてくれる効果もあるでしょう。最近多く見かけるオーガニックやナチュラルコスメはこれらを植物由来の成分でまかなっていますし、ドラッグストアなどでは「〇〇フリー」などとうたったアイテムも目にしますから、化粧品選びの指標としてみてはいかがでしょうか。

POINT

✔ 化粧品を選ぶときには、肌に刺激にならないかを視点に考えよう。

Column 4

知っておきたい化粧品に含まれる成分のこと

巷でよく耳にする成分は何のために入っているのでしょうか。
肌にとって刺激になりやすい代表的な成分について解説します。

界面活性剤

界面活性剤は化粧品づくりにおいて水と油を混ぜるためには欠かせない成分のひとつです。ただ、その原料が石油由来だったり化学的に作られた合成のものは、不純物が多く含まれているため、肌の刺激になりやすいと言われています。

鉱物油

化粧品の原料になる油の中には、石油や廃油から抽出したものを使っているケースがあります。原料が安く大量生産できるのが作り手としてはメリットなのですが、肌が弱い人などには刺激になることもあるため注意が必要な成分です。

紫外線吸収剤・散乱剤

皮膚に紫外線を届かせないのがUVカットアイテムの目的。そのため日焼け止めには紫外線を反射させる散乱剤か、膜で紫外線を吸収することで肌に届くのを防ぐ吸収剤のどちらかが含まれています。吸収剤は紫外線を浴びることで熱が発生し、肌に熱刺激が起こることが稀にあります。そのため、伸びが悪いという側面もありますが、散乱剤由来の日焼け止めを推奨します。

パラベン

パラベンは化粧品が腐らないために入れてある防腐剤の一種です。一時期、これにより肌が荒れるという報告があったため、最近では化粧品に使われることは少なくなっています。

Lesson 31

甘いものの食べすぎは、肌の黄ばみを加速させる

血糖値の急上昇が肌をくすませる

Part 2で糖化の話をしましたが、もともと糖化という現象自体は、糖尿病の分野で以前から研究されてきたことです。糖質の高い食事を一気に摂ると、血糖値スパイクといって血糖値がポーンと急上昇し、それがインスリンの分泌によりストンと下がります。この血糖値の乱高下が肌にとっても、ストレスになるということがわかってきているのです。

くすみを予防するのはもちろんですが、糖化ストレスを避けるためにも、低GI食品と言われる血糖値が上がりにくい食品を摂るようにしましょう。主食で

あれば、白米ではなく玄米や雑穀米を、パスタやうどんではなくそばを選びましょう。これはダイエットの観点からも言えることですが、アンチエイジングの観点からもお菓子の食べすぎなどには気をつけたいですね。

また、最近では糖化ケアに特化したサプリメントやスキンケアアイテムも登場していますから、取り入れてみてもいいでしょう。

POINT

✓ 主食を選ぶときは、低GI食品を食べるようにするとダイエット&美肌に効果的。

抗糖化アイテム
BEST4

オリジナルの糖化ケア成分に加え、細胞レベルでのエイジレス化を目指すローション。華やかな香りとともにお手入れすれば、内側からふっくらとハリのある肌づくりが実現。B.A ローション 120ml ￥20,000（税別）／ポーラ（9月11日発売予定）

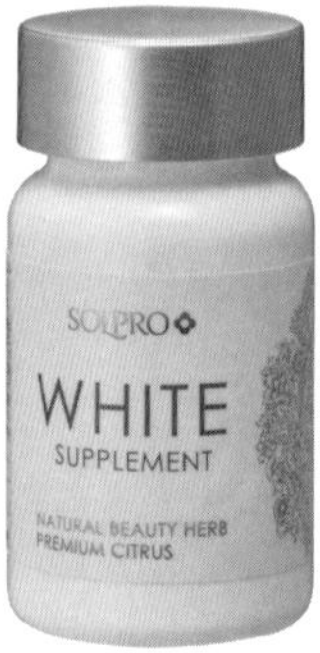

シトラスとローズマリーのエキスと7種の植物エキスを配合したサプリメント。1日1粒の摂取で光老化をはじめとするアンチエイジングケアを内側からサポート。ソルプロプリュスホワイト サプリメント 30粒 オープン価格／カイゲンファーマ

黄ぐすみを引き起こす糖化は、見た目年齢を左右する要因のひとつ。
最新のスキンケアアイテムを毎日のお手入れに組み込んで。
透明感のあるフレッシュな肌を目指すためのアイテムをピックアップ。

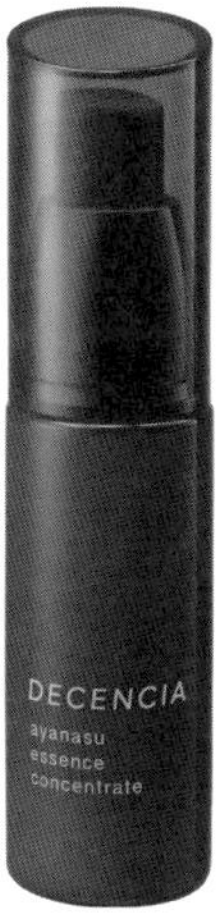

糖化物質のひとつAGEsを分解するシモツケソウエキスを配合した美容液。ストレスや加齢によりダメージを受けた肌をケア。なめらかな感触でお手入れ気分もアップ。アヤナス エッセンス コンセントレート 36g ¥7,500（税別）／ディセンシア

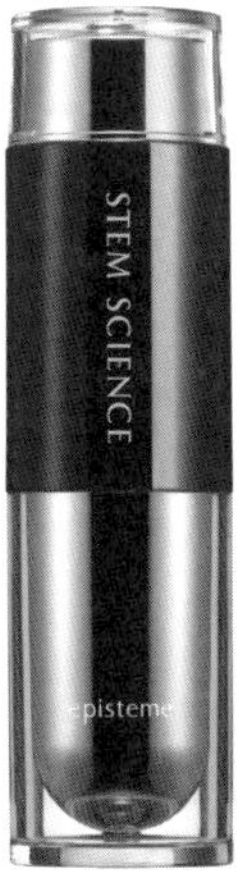

最新の再生医療研究とエイジングケア研究から誕生。濃密な1滴がすばやくうるおい、エイジング要因に働きかけ、内側からふっくらとハリのある肌へ。エピステーム ステムサイエンスローション a 150ml ¥15,000（税別）／エピステーム

Lesson 32

石けんでオフできるミネラルメイクをデイリーに

流行のミネラルコスメは美肌の味方

しつこいくらいに繰り返しますが、セルフケアで何より注意してほしいのが摩擦です。

濃いメイクや厚塗りメイクは、その分、落とそうという気持ちが働くため、ゴシゴシこすりやすいもの。ですから、日常的なメイクは薄づきを心がけたいものです。

また、できることなら普段のメイクは石けんで落とせるようなミネラルコスメを使ってみてはどうでしょうか。もちろん、ときにはしっかりメイクをしたい日もあるとは思うので、毎日ミネラルコスメにしなさい！　と言うつもりはありませんが、上手に使い分けてみるだけで肌への負担はずいぶん軽減できると思います。ただし、メイクする際にも摩擦を起こさないように注意してくださいね。

しっかりメイクをしたときには、もちろんクレンジング剤できちんと落とすことが何より大切です。洗顔まできちんとした上で、いつもよりもしっかりめに保湿してあげるといいでしょう。食べすぎた次の日の朝ごはんを軽めに済ませるのと同じように、スキンケアも〝ハレとケ〟を使い分けるような気持ちで取り組んでみてください。

POINT

✔ 日常的なメイクの選択肢にミネラルコスメを入れてみよう。

ミネラルコスメ
BEST4

マイカをはじめ5種類のミネラルだけで作られたファンデーション。ミネラルのパウダーがブラシで肌のせすることでクリーム状に変化。崩れにくい肌づくりが叶う。オリジナル ファンデーション SPF15・PA++ 8g 全12色 ￥3,800（税別）／ベアミネラル

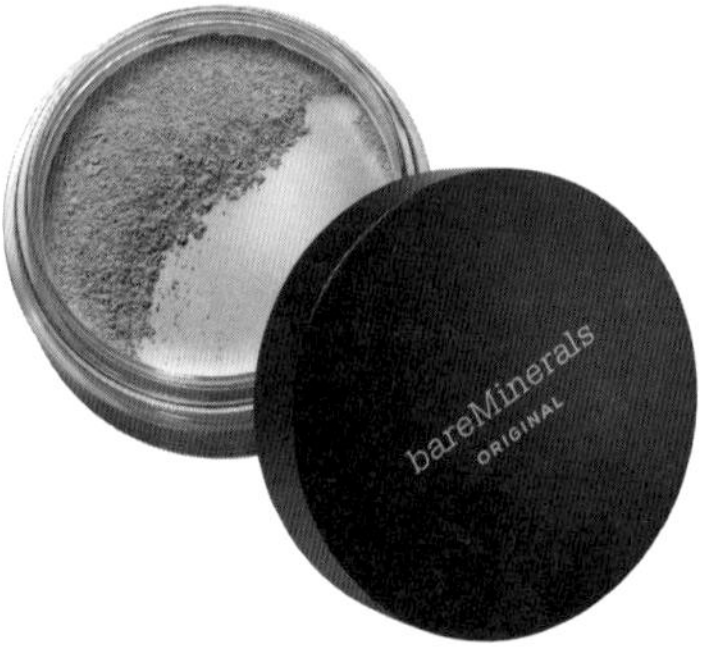

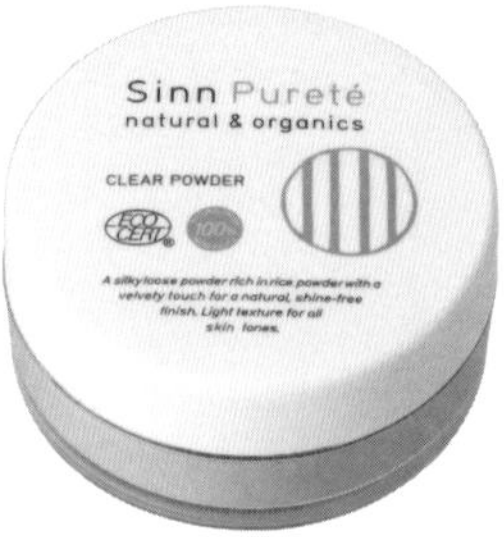

ミネラルパウダーのほか、コメ粉やホホバ種子油などの植物成分で作られたフェイスパウダーは、カバー力と保湿力で美肌に。休日メイクや午後の化粧直しに常備しておきたい。シン ピュルテ クリアパウダー 12g 全3色 ￥3,300（税別）／シン ピュルテ

普段のシンプルメイクに取り入れたいのが、石けんでオフできるミネラルコスメ。手軽なのはもちろん、カバー力などのメイク機能も申し分なしのベストアイテムをご紹介します。

プッシュするたびにフレッシュな状態で使えるファンデーション。揺らぎ肌をケアする白樺水やヨモギ葉エキスなどでメイクとケアが両立。ミネラルリキッドリーファンデーション SPF22・PA++ 全5色 ¥6,500（税別セット価格）／MiMC

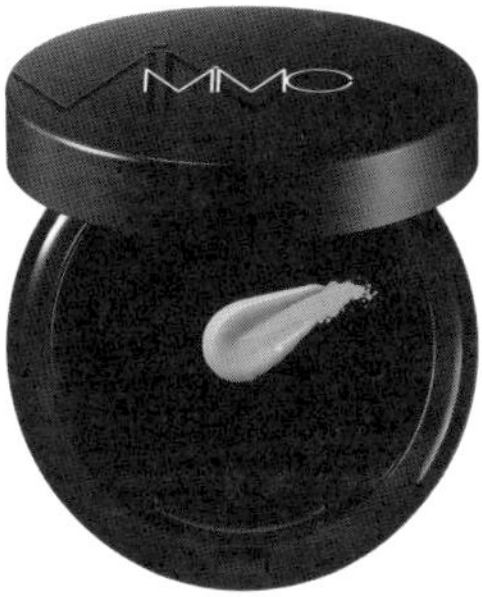

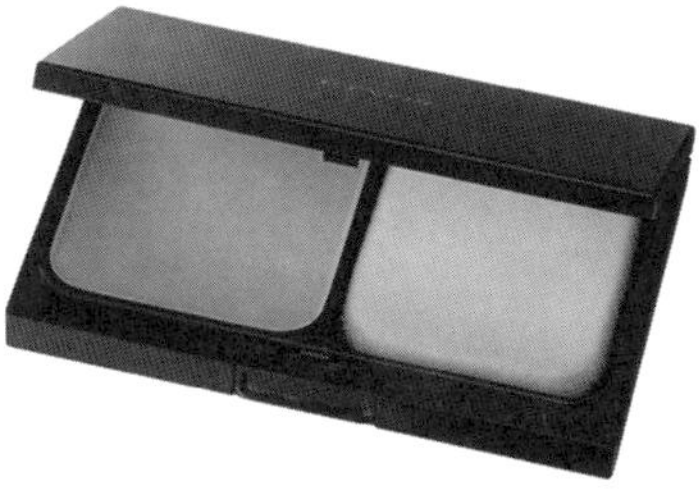

肌への優しさはもちろん、UVAやブルーライト、近赤外線もカット。ひと塗りで毛穴などの凹凸や色ムラを補整し、メイクしたての肌をキープ。タイムレスフォギーミネラルファンデーション SPF50+・PA++++ 10g 全6色 ¥4,600（税別セット価格）／エトヴォス

Lesson 33

肌ダメージを起こす大気汚染物質も年々増加中

花粉や黄砂も肌を刺激する原因に

紫外線が肌に悪影響をもたらすことはお話ししてきましたが、そのほかにも、大気中の汚染物質が肌にダメージを与えるということが最近ではわかってきています。

例えば、花粉や黄砂、ＰＭ２・５などが主たるものです。敏感肌であれば、花粉の季節などはあからさまに肌にかゆみや赤みなどが発生しますが、実感のない人も、肌には微弱な炎症が起こり続けていることがあるため、細胞のダメージに深く関わっていると考えてもいいでしょう。

肌内部の炎症はメラニンを発生させるためくすみの原因になりますし、角質層に炎症が起きれば肌のキメが乱れたり、乾燥しやすくなったりすることもあります。

大気中の汚染物質から肌を守るにはマスクをするのも効果的ですし、アンチポリューション機能が備わった化粧品も数多く発売されているので、紫外線対策と同じように汚染物質から肌を守るケアも習慣化していきましょう。

POINT

✔ マスクやアンチポリューションコスメを日常的に取り入れると肌炎症の回避に。

アンチポリューションコスメ BEST4

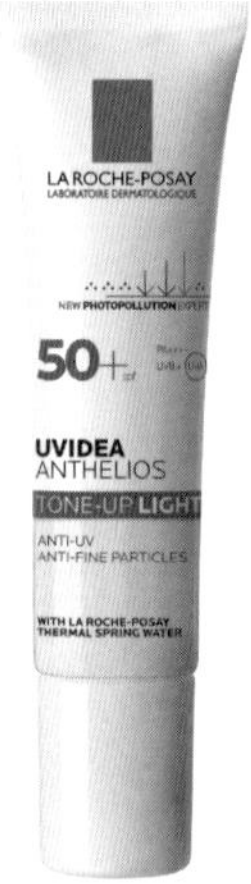

PM2.5などの大気中のダメージからも肌をバリア。肌全体のトーンを上げ、明るくフレッシュな印象に。パラベンフリー、無香料、石けんでオフ可能。UVイデア XL プロテクショントーンアップ SPF50+・PA++++ 30ml ￥3,400（税別）／ラ ロッシュ ポゼ

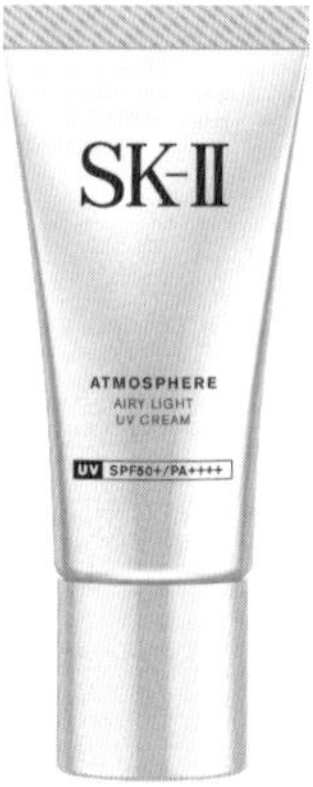

濃縮ピテラ™を含む独自の複合成分で紫外線、赤外線や大気汚染から肌を守りながらオーラを放つ美肌に。使うほど健やかな肌に。SK-Ⅱ アトモスフィア エアリー ライト UV クリーム SPF50+・PA++++ 30g ￥8,500（税別・編集部調べ）／SK-Ⅱ

美肌を育むために何より大切なのが予防美容。そのファーストステップが、
紫外線や大気汚染、ブルーライトなどのさまざまな肌ストレス防止ケア。
現代女性のスキンケアに欠かせない多機能UVアイテムはこちら!

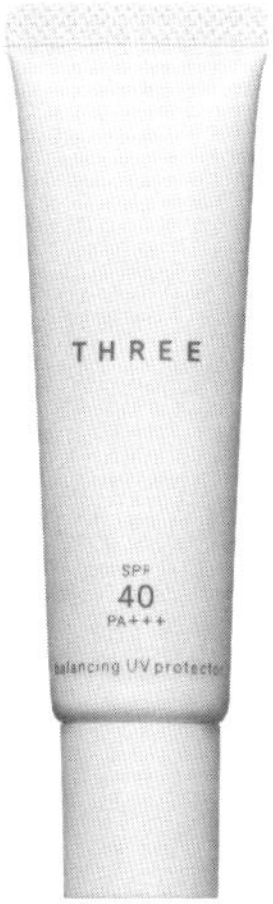

紫外線、近赤外線などのストレス因子を精油や植物エキスなどの相乗効果でブロック＆ケア。伸びのいいテクスチャーは肌への負担なく使えるなめらかさ。バランシング UV プロテクターR SPF40・PA+++ 30ml ￥4,200（税別）／THREE

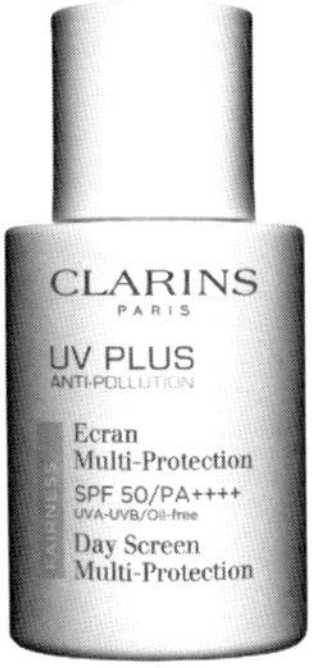

植物とテクノロジーの力を融合し、大気汚染物質から肌を守りつつエイジングケアも叶える日焼け止め。なりたい肌に合わせて使い分けできる3色展開。UV-プラス マルチ デイ スクリーン SPF50・PA++++ 30ml 全3色 ￥5,500（税別）／クラランス

Lesson
34

ビタミンACE《エース》はサプリで摂取。美容ドリンクはコラーゲン生成のブースト的に

現代人の美肌づくりにサプリは必須

Ｐ１１４で糖質の摂りすぎについてお話ししましたが、アンチエイジングや美肌づくりに健康的な食生活は欠かせません。

とはいえ、食事が不規則な人も多いでしょうし、野菜ひとつとっても、昔に比べて食材そのものの栄養価が落ちているのが私たちの食の実状です。だからこそ、サプリメントで足りない栄養素を補うことは美容にとって有効です。

特に美肌のために意識したいのがビタミン類です。ビタミンエースと呼ばれるビタミンＡ、Ｃ、Ｅのほか、

カルシウムやマグネシウムなどのミネラルは肌づくりに欠かせません。食事では十分に補えないことも多いので、サプリで補給するのが効率よく、おすすめです。

多くの女性が愛飲している飲むコラーゲンやヒアルロン酸については、かつては効果がないと言われてきましたが、最近になって真皮層のコラーゲンやエラスチンなどの生成にブーストをかける効果があるという研究結果が見られるようになってきました。コラーゲンやエラスチンは年齢とともに生成力が衰えていくので、美容皮膚科での高周波治療とともに、ドリンクやサプリで補えば、治療の効果をより実感しやすくなるかもしれません。

POINT

✔ **食事で補えない栄養素や抗酸化物質をサプリやドリンクでチャージする。**

Special Column

美容皮膚科にまつわる 素朴なギモンQ&A

料金や痛み、通う頻度など、初めてのレーザー治療やマシンを使った施術には疑問や不安がつきもの。そんなハテナを集めました。P74のマシン一覧表と合わせて参考にしてみてください。

Q 美容皮膚科治療の相場ってどれくらい?

A 施術によってさまざま。料金設定の罠にかからないよう下調べは必須です。

1万円以下でできるものから10万円以上の高額なものまでさまざまです。注意したいのは治療以外の代金。施術代は安かったけれど、院長診察料として+αを請求され、結局高かったという話も残念ながら耳にします。あらかじめHPなどで調べて、不明点は電話などで問い合わせてみてください。美容院やネイルサロンに通うのと同じように、1ヶ月や1年の美容予算の中で考えてみましょう。

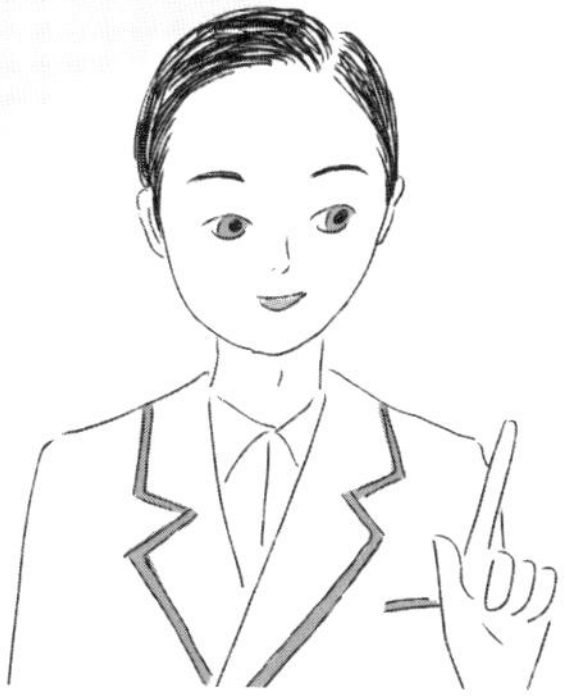

Q どれくらいの頻度で通うもの？

A 肌のターンオーバーに合わせて、1ヶ月に1回くらいがおすすめです。

受ける治療によって異なりますが、肌のターンオーバーを活性化するようなエレクトロポレーションやフォトフェイシャルは1ヶ月に1回くらいがおすすめです。サーマクールやウルセラのような強く真皮層以下に働きかける治療は半年～1年効果が持続するので、その分治療の頻度は少なくて済みます。

Q シミ取りや脱毛は冬がいいの？

A 季節は関係なし。思い立ったが吉日です。

シミ取りなどのレーザー治療は、肌の黒色色素に反応させるため、肌全体が日焼けしやすい夏は反応しやすくなるのは事実です。ですが、治療前後の紫外線対策さえできれば問題ないので安心してください。シミと思っていたものが肝斑であった場合などは、先延ばしにした分、悪化する可能性もあります。シミが濃くなる前に受診する方が、効果面でもメリットは大きいです。

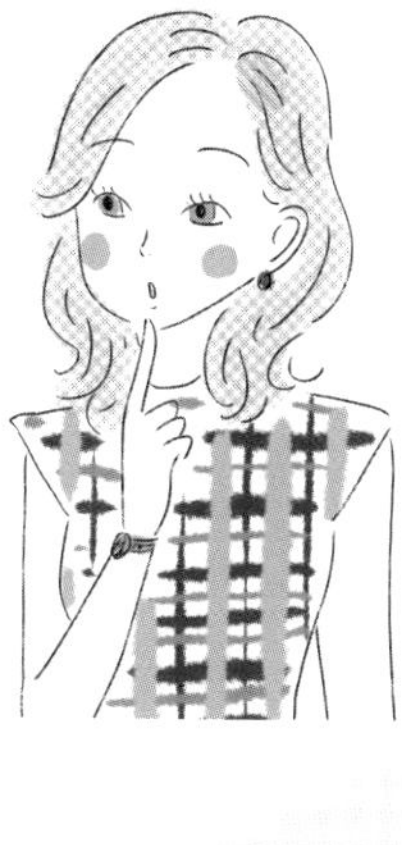

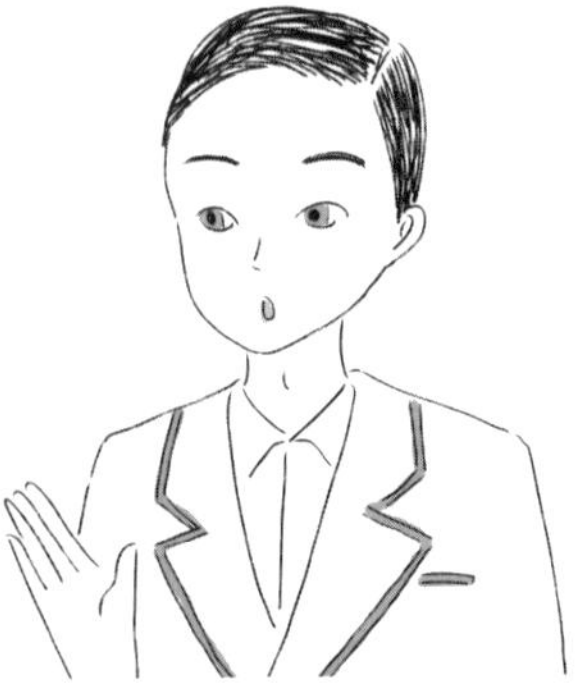

Q 美容皮膚科の受診に年齢制限はある?

A 脱毛などは中学生から行っているケースも。

基本的に美容皮膚科の診療に年齢制限はありません。ケミカルピーリングなどのニキビ治療を受けたり、バレエなど習い事の関係で脱毛をしたりする中学生もいます。また、60代の方が娘さんと一緒に脱毛をすることもあるし、年齢はさまざまです。

Q 施術後、メイクはできる?

A ピーリングやシミ取りなどは基本NGです。

治療後、日常生活がいつも通りに送れるまでの期間をダウンタイムと言いますが、マシンを使った多くの治療はメイクをしても問題ありません。ただ、かさぶたができるシミ取りやケミカルピーリングなどのあとは肌がデリケートな状態なのでメイクは避けるよう案内しています。基本的にレーザーなどの治療後は紫外線に弱い状態になっているので、UVケアを徹底したり紫外線に当たらないようにするなどの配慮は必要です。

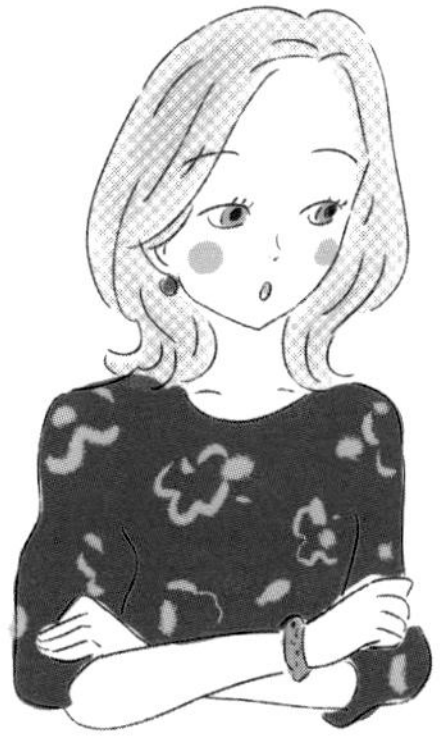

Q 痛みはある？

A 痛みが伴う場合は麻酔を塗ることも。

マシンによる治療は、熱を肌に与えるため、輪ゴムで肌をパチンと弾いたような瞬間的な痛みが伴う場合もありますが、何も感じない、または我慢できる程度という方が大半です。痛みの感じ方によって照射レベルを下げたり、麻酔を塗ることも可能なので安心してください。

Q 1回で効果はあるもの？

A 治療によって効果の現れ方はさまざまです。

その日のうちに効果を実感できるものもありますが、回数を重ねて、徐々に効果を感じるものの方が多いです。マシンを使った治療の場合、1回の効果が強いと、ダウンタイムも長くなるのが基本です。ですから、1回の効果は少しだけど、ダウンタイムが少なく、なおかつ自然に若返っていくという方が普段の生活に美容皮膚科診療を取り入れやすいのではないでしょうか。

おわりに

日々診療をしていて思うのは、間違った美容法を散々試して、ようやく美容皮膚科に辿り着く患者さんが実に多いということです。美容皮膚科というとハードルが高く、足を運びにくい印象があるようです。

しかし私は、花粉症の症状が出たから耳鼻科へ行く、歯が痛いから歯医者へ行くのと同じような感覚で、美容皮膚科ももっと気軽に利用してほしいと思っています。

もちろん美容皮膚科に通ってさえいれば大丈夫というわけではありません。治療と同時に、ご自身で正しいスキンケアを行うことが何より大切です。

そういう思いを込めて美容皮膚科医が考える悩みの成り立ちや、美容皮膚科でできること、そしてそれを最大限に高める普段のスキンケアについてお話ししてきました。

しかし美容皮膚科の分野は奥深く、まだまだ語り切れていないことも多くあります。この本を読んでくださった皆さんにも、もっとたくさんの疑問や悩みがあると思います。それを解決するのが私たちの仕事ですので、ぜひ美容皮膚科の門を叩いてみてください。病気に対して主治医がいるように、美容の主治医がいたっていいのです。

この先、皆さんが自分史上最高の美肌を手に入れられますように。この本がそのきっかけになることを願っています。

２０２０年７月　木村真聡

CLINIC DATA

月～金 12:00～21:00

土日祝 11:00～20:00

定休日なし
（年末年始、臨時休診日を除く）

札幌院

北海道札幌市中央区
南一条西5-13-1
太陽ビルアネックス 6階
TEL.011-596-0956

仙台院

宮城県仙台市青葉区
中央2-5-5
三経60ビル 6階
TEL.022-399-8361

大宮院

埼玉県さいたま市大宮区
大門町1-92-1
大宮大門安藤ビル 8階
TEL.048-729-8201

美容皮膚科専門クリニック
NEW OPEN

エトワール レジーナ クリニック

東京都渋谷区神宮前3-3-8
LA GRACIA表参道 2階
TEL.03-6455-5985

表参道院

東京都渋谷区

神宮前6-5-3

イベリアビル 5階

TEL.03-6438-9390

上野院

東京都台東区

上野7-6-5

VORT上野II A棟5階

TEL.03-6284-2336

渋谷院

東京都渋谷区

宇田川町25-9 シュウ渋谷

6階・8階(受付)

TEL.03-6427-0968

池袋院

東京都豊島区

東池袋1-2-2

東池ビル 6階

TEL.03-6903-1519

銀座五丁目院

東京都中央区

銀座5-5-14

JPR銀座並木通りビル 4階

TEL.03-6264-6150

新宿院

東京都新宿区

歌舞伎町1-6-1 シロービル

6階(受付)・7階

TEL.03-6304-5867

エトワールレジーナクリニック以外は医療脱毛専門クリニックです。
美容皮膚治療をご希望の方はエトワールレジーナクリニックをご利用ください。

静岡院

静岡県静岡市葵区
紺屋町8-12
金清軒ビル 地下1階
TEL.054-204-1557

町田院

東京都町田市
原町田6-15-8
高峰地所ビル 4階
TEL.042-785-4115

名古屋院

愛知県名古屋市中村区
名駅4-26-9 NEW AG TOWER
5階・10階（受付）
TEL.052-551-4650

千葉院

千葉県千葉市中央区
富士見2-14-6
LHビル千葉中央 5階
TEL.043-441-6118

大阪梅田院

大阪府大阪市北区
曾根崎新地1-4-20
桜橋IMビル 地下1階
TEL.06-6147-7590

横浜院

神奈川県横浜市西区
北幸1-1-8
エキニア横浜607号室
TEL.045-594-9650

福岡博多天神院

福岡県福岡市中央区
天神2-4-30
天神エムズ64スクエア 2階
TEL.092-406-6266

心斎橋院

大阪府大阪市中央区
心斎橋筋1-10-11
敬和ビル ルフレ21 5階
TEL.06-6258-6785

熊本院

熊本県熊本市中央区
安政町1-26
日吉屋ビル 3階
TEL.096-288-1670

神戸三宮院

兵庫県神戸市中央区
三宮町1-10-1
神戸交通センタービル 5階
TEL.078-599-8895

無料カウンセリングの予約はこちらから!

お電話での予約
0120-973-669

広島院

広島県広島市中区
本通4-7
コズミックビル 6階
TEL.082-248-6720

SHOP LIST

SK-Ⅱ　0120-021-325

エトヴォス　0120-0477-80

エピステームコール　03-5442-6008

MiMC　03-6455-5165

カイゲンファーマ　solpro@kaigen-pharma.co.jp

クラランス　03-3470-8545

シン ピュルテ　0120-207-217

THREE　0120-898-003

ディセンシアお客さまセンター　0120-714-115

ベアミネラル　0120-24-2273

ポーラお客さま相談室　0120-117111

ラ ロッシュ ポゼ　03-6911-8572

※本文中の商品の価格はすべて税別表示です。
※本書に記載されている情報は2020年7月現在のものです。
商品の価格や仕様などは変更になる場合があります。
※店舗や時期によって在庫状況が異なり、
お取り扱いしていない場合があります。

PROFILE

木村真聡 Masato Kimura

大阪大学医学部医学科卒業後、
同大学附属病院・一般病院勤務を経て、 美容医療に転身。
2017年レジーナクリニック総院長に就任。
美容皮膚科医として10年以上のキャリアを持つ。
患者さまへ感動を与える医療を提供したいという信念のもと、
最新情報を収集し機械の選定にこだわり、
施術に携わるスタッフ全員の
知識・技術向上に日々努めている。
女性の「キレイ」のため、
医療脱毛やシミ・たるみ治療等の美容メニュー、
自身監修のドクターズコスメ開発などを通して、
肌のあらゆる悩みを解決していける
クリニックを目指している。

イラスト　黒猫まな子
デザイン　スズキのデザイン
構成・文　畑中美香
編集協力　宮下友誠　平石有葉
DTP　美創

すごい美容医療

美容皮膚科医が教える最新美肌術34

2020年7月20日　第1刷発行

著者　木村真聡
発行人　見城 徹
編集人　福島広司
編集者　木田明理　真鍋 文
発行所　株式会社 幻冬舎
〒151-0051 東京都渋谷区千駄ヶ谷4-9-7
電話　03-5411-6211（編集）
　　　03-5411-6222（営業）
振替　00120-8-767643
印刷・製本所　近代美術株式会社

Printed in Japan
ISBN978-4-344-03632-1　C0095

◎幻冬舎ホームページアドレス
https://www.gentosha.co.jp/
◎この本に関するご意見・ご感想をメールでお寄せいただく場合は、
comment@gentosha.co.jp まで。